［改訂版］

医療倫理の扉

生と死をめぐって

小松奈美子

北樹出版

はじめに

皆さんは「医療」についてどのような感じを抱いていますか。ほんの二〜三〇年前までは「病気になればお医者様にお任せ」が当たり前でした。お医者様に注文をつけることなどとんでもないことでした。ところが、現在は「患者様」の時代です。多くの病院で「患者様の権利」という貼り紙も目につくようになりました。

たしかに、一時代前のように立派な椅子にふんぞり返っている医師は少なくなりました。患者に対する病状説明も以前よりは詳しく丁寧になりました。病院の諸設備も大幅に改善されました。しかし、ほんとうに「患者様」の時代になったでしょうか。それに対して即座に「イエス」と答える人は少ないでしょう。むしろ、患者側からの医療批判は強まっているようにも感じられます。

一方、医療者の側からは「最近の患者は権利ばかり主張してわがままになった」という声が聞かれます。アメリカ直輸入の権利意識を振りかざす患者に辟易している医療者も少なくないようです。実際、アメリカと日本では医療システムがまったく異なっています。文化的背景も違います。そういう違いを抜きにして無理難題を押しつけられても医療者は困惑するばかりでしょう。

しかし、本来、医療者と患者は「犬猿の仲」ではないはずです。お互いに腹をわって話せば共通理解できる部分は多いのではないでしょうか。そして、それこそが「医療倫理」の基本であるように思えます。

でも、私自身は医師でも看護師でもないので、医療者の気持ちについて書くことはできません。したがって、本書では、おもに、現実に悩み苦しむ患者の立場からターミナル・ケア、がん告知、安楽死、臓器移植、不妊治療、出生前診断などについて考えています。最後に宗教も取りあげました。宗教は人間が病に倒れたときや死に直面したときに非常に大きな意味をもつものだからです。

本書は全体的に易しい言葉でわかりやすく書かれています。さらに、あくまでも現実の医療現場を念頭におき、臨場感あふれる内容になるように工夫されています。だから、抽象的な言葉はほとんど使われていません。本嫌いな人でも思わず引き込まれそうな資料もたくさん引用されています。私の授業を聴講した学生さんたちの感想文もなかなか面白いですよ。是非、手にとって読んでみてください。

なお、本書は前著『生命倫理の扉』に大幅な加筆・修正を加えたものです。今回は遺伝子治療、再生医療、クローン技術などの最先端医療技術も取りあげました。でも、残念ながら、最近注目され始めている代替医療についてはほとんど触れることができませんでした。代替医療に興味のある人は、是非、拙著『統合医療の扉』も読んでください。そこでは現代医学とは一味違った新しい医療の世界に出会うことができるでしょう。

二〇〇五年三月一日

小　松　奈　美　子

目次

目次

目次

カバー・イラスト　野津　明子

医療倫理の扉

——生と死をめぐって

第一章　生と死をみつめて

第一節　人間にとっての死

◆死が怖いのはなぜか？

人間は必ず死にます。その意味でははかない存在です。今、生きている自分という存在は必ずこの世から消え去ります。自分というものは、現に、ここに存在しているわけですからその存在は疑う余地がないように思えます。とくに、青春をエンジョイしているときや元気にバリバリ仕事をしているようなときには「生きている」という確かな手ごたえがあります。だから、「自分が死ぬ」などということは想像もできないでしょう。自分という存在は永遠に続くように錯覚してしまいます。でも、それは錯覚です。人間ははかない存在なのです。人間は自分の意思とは無関係にこの世に生を受け、また、自分の意思とは無関係にこの世から去っていかなければなりません。こんな理不尽なことがあるでしょうか。

人間は「何のために」を問う存在です。「何のために」がはっきりすれば苦難に耐えていく力も出てきます。でも、「何のために」がわからないと人間は不安のとりこになってしまいます。そのなかでも人間にとって一番不安なものは「死」です。「何のために死ぬのか」わからないからです。

何のために死ぬのかわからないばかりでなく、死後の世界も私たちにはわかりません。自分という存在は灰になって完全に無になってしまうのか？　死後の世界はパラダイスなのか？　恐ろしい暗黒の世界なのか？　私たちにはまったく見当がつきません。だから、死は怖いのです。

私たち人間は何か行動を起こすときには、その行動の結果を予測しています。たとえば、大部分の学生は登校すること自体に恐怖感はもちません。学校に着くと、いつもの光景が広がっていて、いつも通りの授業が行われることがわかっているからです。暴行を受けることもないし、殺されることもありません。学校生活では楽しいことばかりではなくて嫌なことや苦しいこともあるけれど、だからといって、不気味さを感じることはありません。困難な状況も自分の努力次第で変えられることも知っています。

しかし、人間は「死」の前には無力です。今日のように科学技術が進歩した世の中になっても完全に死をコントロールすることはできません。どんなに努力しても死から逃れることはできません。でも、見方を変えれば、私たちがこのように死についてあれこれ考えることができること自体が人間の特権でもあります。人間は必ず死が訪れることを知っているからこそ「今生きているという事実の尊さ」や「一回限りの生のかけがえのなさ」を知っています。

もし、生命が永遠に続くのであれば「人生」という言葉もありません。なぜなら、「人生」とは「誕生から死まで」を指す言葉だからです。もし人間が死ぬことがなくなったら、人生の出発点である「誕生」はありますが、終着点がなくなってしまいます。これは一見すると素晴らしいことのように思えます。時間が無限にあるわけですから……。でも、そうすると、人間はどのような生き方をするでしょうか？　ダラダラと生きるようにならないでしょうか？　「ダラダラと生きるのもいいじゃないか」という人もいるかもしれませんが、それは「健康」を前提としてのことです。無限の時間は手に入れたけれども肉体は有限であり、それ相応に老いさらばえていく。すると、ここに悲劇が起こります。「死ぬに死ねない」という悲劇です。その意味では、それなりの時期に終着点を迎えることは人間にとって救いになるかもしれません。

そうだとしたら、「その運命を受け入れて悠然として死ねばいいじゃないか」と考えることもできますが、現実の人間は、それでも、やはり、死が怖いのです。その原因の一つとして「今生きている自分の肉体に対するこだわり」があげられます。

では、「この私の肉体」というものは「私の唯一の存在様式」でしょうか。肉体以外の世界は考えられないのでしょうか。つぎに少し視点を変えて「魂」のことについて考えてみましょう。

◆死んだらどうなる？

「死」は人間にとって不気味で恐ろしいものですけれど、もし、「肉体的な死」を越えた「魂の世界」というものがあり、それが「死後の世界」とつながっているとすれば、「死」は私たちにとってそれほど恐ろしいものではなくなるかもしれません。肉体が消滅した後も魂の次元での新しい世界が開けてくるからです。でも、はたして、そのような世界はあるのでしょうか？　ここで、ある病院で起こった不思議な出来事を紹介しましょう。

癌で亡くなった大森さんは、内科の個室に入院しており、もともと左足の悪い患者さんでした。状態が悪化する前の、まだ歩けたころは、愛用の杖を使いながら、トイレに行ったり、散歩したりする姿がよく見かけられました。

杖は長年、愛用している物ということで、他の看護婦に自慢気に見せてくれたという話も聞いたことがあります。若いころに左足を悪くしたということで、杖をもって歩く姿は、すっかり板についたものでした。病棟の中では「杖の大森さん」と呼ばれていたぐらいです。

この大森さんが、夜中の一時頃急変し、亡くなったのです。すぐに死後の処置をして、遺体を霊安室に移し、ご家族の方はベッドサイドの身の回りの物を整理し、引き上げました。ですから、二時半ごろにはお見送りをし、大森さんに関するすべての仕事は終えていました。

ふだんなら、患者さんが亡くなった病室は、しばらく空き部屋にしておきます。次の患者さんがすぐに入院することはないのですが、大森さんのお見送りと前後して、急患が運ばれてきたのです。ベッドはすべて埋まっていました。やむをえず、新患の方には大森さんがいた個室に緊急入院していただいたわけです。当たり前のことですが、新患の方には、このようないきさつは絶対に知らせません。

新患の方は、尿路結石の激痛を訴えましたので、強い痛み止めの注射をしました。少し経ったら痛みはやわらいだようで、ぐっすり眠りました。

そして朝、高林さんが検温に行ったのです。新患の方はすっかり痛みが治まっており、気分もよさそうでした。そして、高林さんに話しかけてきたそうです。

「そういえば看護婦さん、オレがこの部屋に寝て、痛み止めをして一時間ぐらいあとの……、そうだなあ、四時ちょっと前ぐらいかな、大森さんっていう人が杖をさがしに来たんだ。オレも、もう痛みが治まっていたから、起き上がって見てあげたんだけど、電気だけじゃ暗くてわかんなかったんだ。でも、朝、明るくなったら、やっぱりあったから……」

と彼が指をさした部屋の隅に、大森さんの杖が立てかけてあったのだそうです。

「前に、この部屋にいた人なんでしょ。足を引きずって、困った顔をして入って来て、『杖をさがしに来た』って言ってたよ。夜中に突然、入って来たからびっくりしたけど、『杖がなくなっちゃって心配で眠れない』って言うんだ。老人って、そんなとこあるよね。それで少し話して帰っていったよ。大森さんって人に、その杖、届けてやってください。」

（小林光恵『愉快なナースのないしょ話』「鬼籍の人の忘れ物」七七―八一頁）

以上のような話です。杖の忘れ物を指摘されたベテラン看護師の高林さんはびっくり仰天。青い顔をして大森さんの家に「杖を取りにきてくれるように」と電話をしたそうです。

それにしても、絶対に大森さんのことについて何も知っているはずがない患者さんが、死んだはずの大森さんと話をして、しかも、その話の信憑性を裏づける証拠品がきちんと残されていたのですから、ナース・ステーションは大パニックです。

要するに、大森さんの幽霊が病室に現れて入院患者と世間話をして帰っていったという話ですが、そもそも、「幽霊」というものは存在するのでしょうか。ある学生さんは「幽霊」について、つぎのように述べています。

人は死んでしまえば、いずれ、忘れ去られてしまう。モーツァルト・ニュートン・アインシュタインといった有名人はちょっと違うかもしれないが、彼らだって人類が滅亡してしまえば消えてしまう。では、今まで生きてきた自分は何のために生きてきたのか。これから自分は何のために生きていくのか。僕は、いつも、そこで悩んでしまう。そういうときに「幽霊」は救いになるのだ。実際に幽霊に遭遇するのは勘弁してほしいが、僕としては「いて欲しいな」と思う。死というものに対する恐怖心を少しでもなくしたいという気持ちがそう思わせているのかもしれないが、それらがあることで少しでも今まで生きてきた自分という存在が救われる気がするからだ。

（N看護大学　I・Kくん）

I・Kくんの「幽霊がいると思うことで自分という存在が救われる」という言葉の裏には「自分という存在の消失」に対する恐怖があります。いつか、自分の肉体は死ぬ。人びとの思い出のなかからも自分というものが跡形もなく消え去ってしまう。空しい。そこで、せめて「幽霊」でもいてくれたらと願うわけです。そうすると、肉体的な死で終わりではなくてつぎに「霊の世界」があるかもしれないからです。そして、もし、そういう「死後の世界」があるとすれば「この世での生」も無駄にならないような気がしています。

先輩看護師から大森さんの話を聞いた小林さんも、その「事件」をきっかけに、「もしかしたら魂というものが存在するかもしれない」と真剣に考えるようになったということですが、このような「魂」の次元に近い話として、親しくしていた患者さんが亡くなったちょうどそのころに、自分の名前が呼ばれているように感じたとか、その時刻に金縛りになったというような話はよく聞きます。つぎもその一例です。

私の看護師としての出発点はＩＣＵであった。そこでは、突然死亡した患者、予後不良の疾患を抱える若い人、愛人とホテルで過ごしていて運ばれてくる患者など、さまざまな患者と出会った。まだ就職して間のないころの私は、女性週刊誌よりもドロドロした世界が凝縮されている病院の人間ドラマを大変面白く感じていた。自分もそのドラマを見ている視聴者のような気持ちであったが、ある時から、私はただの視聴者ではないと思うようになった。

そのきっかけは、ある患者の死であった。その患者は私にとっては「甘えん坊だね。自分のことは一人でやれば」などと冗談半分に楽しく話ができた患者の一人であった。その患者が再入院してきて、「今回で退院できないだろうな」と思っていた。

ある日、深夜勤の前の仮眠をとっていた時に、夢の中で、彼が「待ってたよー」といつもの甘え調子で言ってきた。「何だ、夢でまでも会いたくないな」と思いながら深夜勤に行くと、申し送りがすみ、私の受け持ちになったとたんに、彼は亡くなった。その時「私のことを本当に待っていてくれたんだな」と感じ、「夢にまで出てきてほしくないな」と思った自分が少し寂しかった。と同時に、自分の存在が看護師として以上に人の気持ちの中に入っていたのだということを初めて意識した。（N看護大学　Ｔ・Ｓさん）

このような霊的体験は、ドロドロとした社会状況が反映されているＩＣＵという職場で多くの医療機器に取り囲まれて働いていたＴ・Ｓさんにとって忘れられない思い出となったようです。これは、まさに、看護師と患者との霊的交流と考えられる現象でしょう。そして、このように魂と魂が響き合っているような現象は、スイスの精神医学者ユング（1875〜1961）の分析心理学における共時性現象（synchronicity）と呼ばれています。

さらに、このような魂の世界と関係深いものとして臨死体験があります。これは特殊な職業についている人びとばかりでなくごく普通の人びとでもかなり体験するようです。その証拠に、私が臨死体験の授業をした後には必ず数人の学生さんが近寄ってきて、祖父母が臨終のときに語った「お迎え」の話、自分が交通事故にあったときの不思議な体験、小さいときに高熱でうなされていたときに花園を見た体験などを話してくれます。もちろん、話している態度は真剣そのものです。「信じてほしい」と目で訴えています。交通事故のときには「一瞬の体験がスローモーションのように見えた」と多くの人が語っています。花園に行ったときは、逆に、身体的な移動感覚がなくて一瞬のうちに移動できたそうです。

ということは、臨死体験の世界は、この世における常識的な時間の経過感覚とは異質の世界のようです。空間的にも「透明人間的な存在」と化していたために自分の移動の邪魔になるものは何もなかったそうです。臨死体験は時間・空間を超越した世界かもしれません。

こういう話を聞いたとき、皆さんはどのように感じますか？　「そんな非科学的なことなんてありえない」とか「気のせいでは？」と思う人、また、「気持ち悪い」とか「怖い」と感じる人もいるでしょう。とにかく、非科学的な体験であることは確かです。また、客観的に証明できるわけでもないので現代のような科学万能社会ではなかなか受け入れられません。したがって、つい最近まで世界の人びとはこの種の話を封印し続けてきました。ところが一九七〇年代になってアメリカで臨死体験研究が盛んになると堰をきったように多くの人びとが自らの臨死体験について語り始めました。

有名な臨死体験研究家であるレイモンド・A・ムーディの著書『かいまみた死後の世界』のなかにも多くの臨死体験者が登場して、彼らが体験した「死後の世界」について語っています。トンネルを抜けると、そこには明るい光があり、何ともいえない温かいものに包まれ、どこまでも続く花園や緑の草原で憩いのときを過ごした人もいます。川の向こう岸にいる親族（故人）と話すことができた人もいます。みんな、一様に、その世界はとても居心地のいい安らぎの場所だったと強調しています（ただし、自殺者の体験した世界は暗くて不気味な世界が多いようです）。

また、体外離脱（幽体離脱）を経験した人もいます。ほとんど心肺停止状態になっている自分の身体から抜け出して、自分が治療を受けている様子を天井近くの一角からつぶさに観察した体験ですが、蘇生した本人の口から語られる治療中の様子は実際の状況とぴったり一致していたそうです（レイモンド・A・ムーディ『かいまみた死後の世界』一三三―一三五頁）。

ムーディは、このようにして、死後の世界をかいまみた多くの人びとから話を聞き、それらの人びとがお互いに連絡をとっているわけでもないのに彼らの体験談の内容が奇妙に一致しているという事実から「彼らが嘘をいっているのではない」という確信を得ることができました。しかし、ムーディは、これらの証言に基づいて「死後の世界は存在する」とは断定しませんでした。なぜなら、証言者たちは死後の世界をかいまみただけだからです。つまり、証言者全員はほんとうの死を経験することなく蘇生した人びとですから、彼らの証言が「死後の世界」や「霊魂の世界」の存在を証明したことにはならないということです。

◆死をみつめて生きる

小林さんの話といい、ムーディの話といい、何か科学では割り切れない「魂の世界」を感じさせる出来事を耳にすると、私たちは死後の世界に思いをはせ、肉体的な死のあとに異次元の素晴らしい世界があると信じたい気持ちになりますが、そういう世界が存在するという確証はありません。だから、やはり、「死」は恐ろしくて怖いものと考えてしまいます。

そこで、人間は防衛手段をとります。さしあたり健康であるときには「死」についてあまり深く考えようとはしないで身の回りの日常茶飯事に気を紛らわせることによって、そのような恐ろしい問題から自分を遠ざけようとします。

現代人は「死」から逃避する傾向が強いようですが、古代では「死」をもっと身近なものとしてとらえていました。古代ローマの歴史家プルタルコス（46?～120?）によれば、当時の貴族たちは、彼らの食堂に「グノーティ・サウトン（汝自身を知り、汝に死の来たることを知れ）」という言葉を添え、さらに骸骨の装飾を施した調度品などをおいていたそうです。また、ヨーロッパ中世のキリスト教の修道院では「メメント・モリ（死を忘れるな）」があいさつ代わりだったそうです。

ところが、徐々に物質文明が発達し、生活が豊かになってくるとともに「死」などということについてはあまり考えたくないという風潮が強くなってきました。現実の生活のなかにとっぷりと浸って安楽な生活をしたいと望むようになったのかもしれません。

そして、世間一般の人びとと同じように適度に仕事をし、適度に人と付き合い、適度に遊んで暮らす生活のほうを好むようになったようです。つまり、自分独自の個性的な生き方を選ぶよりも、他の誰とでも取り替えのきくような平凡な生き方のほうを選び始めたということです。

ドイツの哲学者ハイデガー（1889～1976）はこのような生き方を「道具としての生き方」と定義しました。ここでハイデガーのいう「道具」の意味について少し考えてみましょう。

道具というものは、たとえば、スプーンは物をすくうための道具、食器は食べるための道具、新聞は情報を集めるための道具、電車やバスは人を運ぶための道具というように、ある目的のために役立つように作られていますが、道具はそれを道具としてみる限りにおいては、他の道具といつでも交換できます。

たとえば、ライターが壊れたとしましょう。そのとき、改めて、それまでは意識もしなかったライターの存在の意味が急に私たちにとってあらわになってきます。火をつける道具がなくなったり、故障して火がつけられなくなる事態になったとき、私たちは初めてライターの「道具としての存在意義」に気がつくからです。ところでライターが使えなくなると私たちはどうするでしょう。要するに、火がつきさえすればいいわけですから、他のライターを探したり、他人のライターを借りたり、新しいものを買ったりするでしょう。ライターが使えなくなったとき、私たちは是が非でも今まで使っていた「この」ライターで火をつけなくてはならないとは思いません。この事実は、ライターには単なる道具としての価値しかないということ、つまり、他のライターと交換可能な道具であることを指し示しています。

このように、いつでも自分以外の人と交換してもそれほど支障のないような非個性的な生き方を「道具としての生き方」と、ハイデガーはいいました。道具のような非個性的な生き方は、ほんとうは、「ごまかしの生き方」なのですが、それでも、現代人は、何とかごまかして生きていく知恵を身につけてしまいました。しかし、現代人にとっても、どうしてもごまかせないものがあります。それは「死」です。「死」以外のことは他の人と代わってもらうことができますが、「死」だけは絶対に誰かに代わってもらうことはできません。「死」は孤独であり、個性的なのです。そこで、ハイデガーは、「人間は『死への存在』である」として「死」を直視することを提言しました。人間は自分自身の「死」を直視することによってのみ自分の人生を主体的に精一杯生きることができる存在である、と考えたからです。そして、そのように生きてこそ、初めて自分の全人生を総括し、自分の死を意味づけることができる、と主張しました（木田元他編『基礎講座「哲学」』二四三―二五二頁参照）。

ハイデガーのように考えると「道具のような生き方」が本来の人間的な生き方でないのと同様に、「道具のような死に方」も人間らしい死に方とはいえません。ひと昔前までは、人びとは家庭において死を迎えていたので、その死に方はそれなりに個性的でした。しかし、現代では、ほとんどの患者が病院で死を迎えるようになり、医師や看護師が患者の死にいたるまでの過程の主導権を握るようになったため、医療者による、画一的な、他の誰とも交換可能な、「道具」のような死がしばしば見受けられるようになりました。

◆自分らしく死ぬということ

作家であった重兼芳子さんは、九五歳で死んだ曾祖母と九六歳で死んだ伯父の死を例にとって、つぎのように昔ながらの死と現代的な死を比較しています。

曾祖母は穏やかな人柄でいつもひなたの縁側に座って居眠りばかりしていた。居眠りの続きのまま死んだので、死の恐怖を誰にも抱かせず、むしろ、死は自然であることを周囲の者に示すような死に方であった。死んだ曾祖母の身体からは肉体の持つ柔らかさも肌の色艶なども全く失せ、干からびた枯れ木のように見えた。母と祖母はピンセットで脱脂綿をつまみ、立てさせた膝の間をのぞきこんでは突き当たりの黒い穴のなかに詰め込んだ。つまんでは詰めているうちに穴はすぐに塞がった。経帷子《きょうかたびら》を着せ、手甲脚絆をはかせた。村の年寄りが集まってきて間延びのした御詠歌《ごえいか》を唱った。泣く人は誰もいないばかりか、飲めや歌えの大宴会になった。祖母はこのときとばかりに大盤ふるまいをするし、子供たちには葬式饅頭がたっぷりと配られた。そして、曾祖母の身体は裏山の墓地に担ぎ上げられ、そのまま土の中に深く埋められた。曾祖母の死は日本人の死に方の原型のようなものであったように思う。

しかし、現代では、人間の死の様相は一変してしまった。少し前のことだが、九十六歳になる私の伯父が、国道を歩いていて、疾走してきたトラックの風圧によって倒されて、頭部を強打し、病院に担ぎ込まれた。当人は脳出血で倒れたのと同じようにいびきをかいて深く眠りこんでいる。家族が呼び集められて脳外科医から手術を勧められた。家族としては、痴呆症状がかなり進んでいる九十六歳の老人を頭部切開手術までして生命をながらえさせることに疑問を抱いていたが、医者から尽くせる限りの手を尽くした方がいいと勧められると、その勧めを断る心境にはどうしてもなれなかった。もし医者の勧めを断れば、伯父をみすみす見殺しにしたことになるし、助かる命を助けなかったという後ろめたさも残る。

結局、開頭手術を受けた伯父は、手術中には死ななかったが、手術後二日目に顔がむくんで腫れ上がり、凄い形相のまま死んでいった。病院の完全な管理体制のもと、白い包帯を巻きつけられた痛々しい姿で、人工呼吸器を取り付けられたままの死であり、心電図のモニターが直線を描くことによって死を宣告された。私は、事故後の眠り込んだような安らかな表情のまま逝かせたかったとつくづく思った。

もちろん、医療従事者の努力は認める。しかし、開頭手術をするかしないかの選択は家族に任せてほしいと思う。そして、もし、家族が手術に同意しなくても、医者は家族の選択を尊重してもらいたい。どのような死を選ぶかを自分自身の手に取り戻す時期が来ているのではなかろうか。

（『生と死の教育―デス・エデュケーションのすすめ―』四―一二頁）

重兼さんがあげたこの二人の死は「日本古来の死と現代の死の相違」をみごとに表現しています。曾祖母の死は、自然で、それなりに個性的で、何といっても周囲の情景に温かさがあります。それに対して、伯父の死は最新の医療技術に囲まれた、不自然な、非個性的な死に方、道具のような死に方でした。機械的な冷たい死でもありました。ひょっとしたら伯父さんの命が手術によって助かった可能性も否定できませんが、それにしても伯父さんの最期は非個性的で画一的でした。やはり、人間は道具とは違って、一人一人が個性をもった、ほかとは取り替えのきかない掛け替えのない存在です。そういう人間の最期の場面もそれぞれに個性的でありたいものです。

このように、死の場面はとても大切です。そして、それと同様、死までの過程をどのように過ごすかということも、また、非常に重要なことです。しかし、日本では深刻な病状について詳しく本人に知らせない場合が少なくないので、当人は自分自身の最後の過ごし方について自分の意思を表明できない状況におかれることもあります。そこで、その人らしい最期をおくるために本人に病気に関する情報をすべて知らせるべきかどうかという問題が浮上してくるわけです。次章ではがん告知について考えてみましょう。

小林光恵『愉快なナースのないしょ話』フォー・ユー　一九九五年
レイモンド・A・ムーディー著　中山善之訳『かいまみた死後の世界』評論社　一九七七年
木田元他編『基礎講座「哲学」』メヂカルフレンド社　一九九一年
樋口和彦編『生と死の教育―デス・エデュケーションのすすめ―』創元社　一九九五年

第二節　がん告知をめぐって

◆ソクラテスの選択

ギリシャの哲学者ソクラテス（470B.C.～399B.C.）は、多くの人びとが集まる場所に出かけていって、青年たちをつかまえては、「善とは何か」、「勇気とは何か」について議論し、真・善・美・勇気などの根底に横たわる本質的なものを追求していこうとしました。つまり、人びとが常識的に「知っている」と思い込んでいることに関して、その「思い込み」がはたしてほんとうに正しいかどうか議論することによって「思い込み」の欺瞞性を暴露し、それを越えたところに真実を発見しようとしたのです（無知の知）。

しかし、彼の言動は当時の為政者の反感を買い、「青年たちを惑わせる者である」という理由で死刑を宣告されました。これに対して、彼の弟子たちは、師の生命を救おうと奔走し、その結果首尾よく逃走できる手筈が整ったので、その旨をソクラテスに伝えました。ところが、ソクラテスは彼らの言葉に従わず、「たとえ悪法であろうとも国家の法には従うのが人間として取るべき道だ」と主張し、刑を受ける道を選んでしまいました。「魂の不死」を信じていたソクラテスにとって「肉体の死」は少しも恐ろしいことではなかったからです。

そして、いよいよ処刑の日。ソクラテスは弟子たちを集め、死に関するセミナーを開きます。夕刻近くにそのセミナーが終わると、ソクラテスはひと風呂浴びた後にすりつぶした毒の入っている盃を役人から受け取りました。そのときの様子について、『パイドン』（ソクラテスの弟子の一人であるパイドンが語った処刑の様子をプラトンが書きしるした書物）にはつぎのように書かれています。

ソクラテスはその男を見て言われました。「やあ、ご苦労、君はこれに詳しいはずだが、どうすればいいのかね?」　「ただ飲んで足が重くなるまで歩き回ればよいのです。それから横におなりなさい。そうすれば自然にきいてくるでしょう。」　あの方は盃をいかにも落ち着いて受け取られたのですよ。「この飲み物を少しばかりある神様にささげるのに使うのはどうだろう?」　「ソクラテス、わたしたちはちょうど飲むのに適量だと思う量だけしかすりつぶさないのです」とその男は答えました。「わかった。だが、神々に祈りをささげることだけなら許されるだろうし、また、しなければならない。この世からあの世への旅が幸せであるようにとね。これがぼくの祈りだ。どうか、かなえられますように……」こう言われると同時に、あの方は盃に口をあてて、いとも無造作に平然と飲みほされました。僕たちの多くは、それまではどうやら涙をこらえていることができましたが、あの方がすっかり飲んでしまわれるのを見ると、涙があふれてきて顔をおおって泣きました。あの方はあちこち歩き回っていられましたが、脚が重くなったと言われて、仰向けに休まれました。すると毒を渡した男が足先や脛の方を調べ、次第に冷たくなり硬くなっていくのを確かめ、「これが心臓に来たら終わりです」と言いました。そのとき、あの方は顔の覆いをとって「クリトン、アスクレピオス（病気が治るとそのお礼に鶏を供える習わしがあった「医薬の神」）に鶏をお供えしなければならない。忘れないで供えてくれ」「承知した。まだほかに言うことはないかね」とクリトンがたずねたときには、もう答えはありませんでした。ほんのしばらくして、お身体がぴくりと動き、あの男が覆いをとると、あの方の目はじっとすわっていました。それを見てクリトンが、口と目を閉じてあげました。

（プラトン『パイドン』一七四―一七六頁）

ギリシャ時代の処刑は今と違って随分のんびりしていたようですが、それ以上にソクラテスの態度は悠然としたものです。死を恐れる様子もなく、ギリシャの神々に祈りをささげた後、落ち着いて毒杯をあおぎました。ソクラテスは死によってすべての病気が癒されると考えていたので、そのお礼の品の手配までするという手際の良さでした。ソクラテスは、もし自分が希望すればもっと生き延びることができたにもかかわらず、自分の延命よりも「国家の法に服すること」のほうを選んだわけですが、その背景には「永遠の生命に対する信仰」がありました。「肉体的な死は人間のうちに宿っている霊魂が肉体という牢獄から開放されるときである」と考えていたソクラテスにとって、肉体的な死は再生の瞬間でもあったのです。

◆真実をつげるということ

ソクラテスが「自分の死に方」を選び、尊厳をもって死んでいったように、人間というものは、自分が納得するような最期を選択することができる存在です。そして、それはがんで死ぬ場合も例外ではないはずです。したがって、「がんを告知するかどうか」という問題は「患者が納得する死に方を選ぶ権利を認めるかどうか」という問題でもあります。

その意味ではがん告知は当然のことなのですが、がんの場合はそういう当然のことが実行されない傾向があります。ほかの病気とは違って、がんの場合は「がん告知＝死の予告」という方程式が頭をかすめるためです。そのため、家族や周囲の人びとは本人にほんとうの病名を告げることに躊躇してしまうため、病院内ではつぎのような光景が繰り広げられることになります。

私が実習で受け持ったDさんは六〇歳。一家の主でした。江戸っ子で職人気質。小さな工場を経営している、とても気さくな方でした。そんな彼は、B型肝炎（輸血）から肝硬変になっており、食事療法にも熱心で、「生きたい」という思いがひしひしと伝わってきました。でも、実は彼は肝がんでした。告知されていませんでした。Dさんはうすうす気づいているようでしたが、家族にはそのようなことはいえないので、学生である私に何げなく聞くのです。というか私の顔色を見るのです。「オレもう長くないよな」

「いつ死んでもいい」「人間皆いつか死ぬ」「ここまで頑張ったから」「肝硬変はがんになるんだろ？」……。その度に言葉を濁らせていた私でした。

ある日、「Sさんが国試に受かったか絶対に新聞で見るから！」と言ってくれ「はい」と言うと「そのころにはオレ死んでるな」といってきました。私は「そんなことないです」としか言えなくて、とても困ってしまいました。そんなことがあってからDさんは私を困らせまいと前向きにふるまい始めました。奥さんの前でも子供の前でもそうでした。でも、このように弱みをみせずに生きていくことはとてもつらいことだと思いました。死ぬまで頑張らなくてはならないからです。「もしもDさんが告知を受けていたら、もっとDさんらしく頑張れる」と思いました。

（J看護専門学校　S・Nさん）

うすうすと「オレはがんだ」と気づいていたDさん。それを家族にはいえなかったDさん。医療者に聞くことにも躊躇してしまったDさん。そこで看護学生に探りを入れたDさん。でも、学生さんが困っているのを見ると、それも中止してしまったDさん。そして、自分の本心は隠してひたすら前向きにふるまったDさん。Dさんの悲しい頑張りが目に見えるようです。Dさんはどんなに孤独だったことでしょう。

ひょっとしたら、Dさんは、自分の死後の工場経営についていい残しておきたいことがあったかもしれません。でも、ほんとうの病名を知らされない限り、そういうことはできません。Dさんは残念な思いを残したまま旅立ったかもしれません。しかし、一方では、告知されなかったからこそ、Dさんは最後まで一縷の望みを抱くことができたとも考えられます。

告知・非告知の問題は一概に「どちらが正しい」とはいえない問題ですが、最近は、以前と違って、日本でもどんどん告知するようになってきました。Sさんの感想文も一九九五年に書かれたものですから、今では、この病院の状況も変わっていることでしょう。しかし、現在でも未告知の患者も少なくありません。とくに、子どもの場合はほとんど告知されていないのでDさんのような状況は頻発していることでしょう。また、病名だけは告知されたとしても、病状については実際よりも軽く説明されている場合も多いようです。これは本人を精神的苦痛から守ろうとする家族の愛情のあらわれでもあるのですが、患者の人生は家族の人生ではありません。ほんとうの病状を知らせないことは「患者が人生の最期をどのように過ごすかを選択する権利」を奪ってしまうことになります。そのような患者の権利を家族が奪ってしまっていいのでしょうか。そういう考えのもとに、アメリカでは「がん告知」が急速に普及していきました。そこで、まず、アメリカの「がん告知」についてみてみましょう。

◆がん告知と医療消費者運動（アメリカ）

アメリカでも、一九五〇年代までは、「医師にすべてお任せ」という傾向が強く、がん告知についても「本当の病名を知らせるとパニック状態になって手がつけられなくなるだろう」とか「自殺するかもしれない」と考えられていました。一九六一年に行われた医師へのアンケート調査の結果でも九〇%の医師が「がん患者に真実を知らせない」と答えていました。しかし、一九七七年に同じような調査をすると、実に、医師の九七%が「病名を告知する」と回答しています（A・デーケンほか『新しい生命倫理を求めて』一九―二〇頁）。この急激な変化の裏には何があったのでしょう。

このような変化をもたらした要因の一つとしてあげられるのが、アメリカにおける消費者運動です。一九六〇年代後半から盛り上がっていた消費者運動は一九七〇年代の半ばから医療面にまで及び、「私たちは医療消費者である」というスローガンのもとに患者が自分自身の意思で病気の治療法を選択する運動を展開するようになったからです。それが医療消費者運動です。

ちょうど消費者運動が盛り上がった一九六〇年ごろは医療の変革期でもありました。医療技術の急激な進歩によってがんなどの難病に対しても有効な治療法が開発されましたが、それらの治療は激しい副作用も伴っていました。だから、どの治療法を選択するかによって闘病中のＱＯＬ（quality of life 生活の質　生命の質）も大きく違ってきました。それが、一九七〇年代になると「よく説明を聞いて自分自身の判断で治療法（商品）を選ばせてくれるように」という医療消費者運動へとつながっていきました。つまり、日常生活において消費者がより良い食品やより良い衣料品を選ぶ権利があるように、医療においても、患者は医師から十分説明を受けたうえで自分が納得する治療法を選ぶ権利があるということです。それまでは、病気になった患者は、入院から退院まで、事実上は、医療従事者の判断と病院側の都合によってすべてが進行し、そこには患者の意向が入る余地はなかったのですけれど、それに疑問を感じた患者たちが「自己決定権の運動」を起こしたわけです。消費者運動をきっかけとしたアメリカ人の強い権利意識の高揚が伝統的で権威主義的な医療を変えていったといえましょう。「主役は医師」ではなく「主役は患者」であるということです（日本では消費者運動が医療消費者運動へと発展することはなかった）。

医療消費者運動における「主役は患者」というスローガンに対しては、最初は、医師の側からの抵抗もあったようです。しかし、すでに始まっていた「患者の権利運動」の影響もあって医療消費者運動は急速に広がっていき、それに伴って、一九七〇年代の後半には、患者は自分の病名を正確に知る権利があるという観点から「がん告知」も急速な勢いでアメリカ社会に定着していきました。

◆がん告知と医療裁判（アメリカ）

アメリカにおけるがん告知普及の大きな背景としては医療消費者運動があげられますが、比較的短期間のうちにがん告知が定着していった背景にはもう一つの大きな原因があります。それはアメリカの裁判事情です。患者にほんとうの病名を知らせないままに治療が行われ、その結果がおもわしくないと、すぐ訴訟を起こされるからです。とくに、一九七四年に制定された自由情報収集法（Freedom of Information Act）を契機としてカルテやレントゲン・フィルムなどの医療情報が簡単に手に入るようになると、患者側が裁判資料を容易に揃えることができるようになり、医師側が敗訴する判例が急激に増えてきました。そして、その場合には莫大な賠償金が請求され、時には、その額は数億円にものぼるようになったそうです。だから、たった一件の医療訴訟に負けたために自分の医師生命を断たれかねない医師も出てきました。それでは、医師も身がもちません。そこで、医師たちが競ってがん告知をするようになったということです。その意味では、アメリカの医師たちによる「がん告知」の出発点はあくまでも医師自身の保身のためだったのです。

アメリカは訴訟大国ですから少しでも医師の治療法に疑問をもつと患者側はすぐ訴訟を起こしま

す。ちなみに、アメリカの弁護士数は約九〇万人、日本はだいたい二万人弱といわれています（二〇〇五年現在）。アメリカの人口は日本の約二倍ということを考慮しても、なお、アメリカ国民一人当たりの弁護士数は日本の二〇倍以上です。当然、弁護士業界は激しい顧客争いを展開しています。つぎはその一例です。

アメリカには医療訴訟を専門にしている弁護士も多い。しかも、ほとんどの場合、弁護士報酬は裁判に勝った時だけ賠償金の一部を成功報酬として支払えばいいので、患者は訴訟に負けた場合は弁護士に報酬を支払わなくてよいことになります。そこで、少しでもミスの疑いがあれば「訴訟でもしてみるか」といった気分になってしまう土壌が培われてきました。

こんなことすら行われていると聞きます。なんと、街中で救急車を見つけると後を追いかける弁護士事務所の車があって、「私どもは医療過誤専門の弁護士事務所の者です。何か不信な点があったらぜひ連絡して下さい。病院を訴えましょう」と患者や家族にたたきつける弁護士さえいるのです。彼らは「救急車追撃人」というあだ名で呼ばれているそうです。（桑間雄一郎『裸のお医者さまたち』一七八頁）

日本で医療裁判を起こす場合は患者側が前もって相当高額の弁護士費用を支払わなければなりません。もちろん、敗訴すれば訴訟費用は完全にマイナスです。また、医師側の証人（鑑定人）探しにも苦労します。だから、誰でも気軽に医療者を告訴するというような風潮はありません。その点、アメリカの医療裁判では患者側は「負けてモトモト」です。敗訴しても患者側は全然損をしません。勝訴すれば賠償金が入ります（賠償金の分配率は契約時に決めておく）。そこで、気軽に医療者を告訴できるわけです。その証拠に、最も多い告訴理由は「院内転倒事故」だということです。アパートの階段で転んで怪我をしても家主が訴えられるというお国柄ですから、このような状況も十分に想像できます。

そういう状況ですから、病院の廊下では分厚い書類を抱えて歩き回る弁護士の姿が数多く見受けられるそうです。そこで、病院側も自己防衛手段としてほとんど起こる可能性のないリスクについても書面で説明しておくことが慣例となっているために患者側は書類攻めにあうことになります。歯科医院で親しらずを抜く場合でさえ日本とは比較にならないほどの分厚い書類を読んだうえで治療を承諾する国ですから、がん治療においても、考えられる限りのリスクを説明してから治療の了解を取り付けます。何しろ、患者側の勝訴率が高い国ですから、とにかく、医師は裁判を恐れているわけです。

◆日本の医療裁判

アメリカの医療裁判事情は圧倒的に患者側に有利な構造になっているようですが、日本ではどうでしょうか。最高裁判所の発表によると、一九七〇年の患者側の勝訴率は約一一％にすぎませんでした。日本人はよほどのことがなければ医療者を訴えることはしませんから、この勝訴率は患者側にとっては非常に厳しい数字といえるでしょう。

しかし、日本の裁判事情も徐々に変化してきて、一九七〇年代後半になると患者側勝訴率が三〇％を超えるようになり、さらに二〇〇〇年には約四七％にまで上昇してきました。通常の訴訟での原告側勝訴率が常に八〇％を超えていることを考えれば決して高い数値ではありませんが、それでも、確実に患者側の勝訴率は上昇してきています。それだけ、社会全体が医療者に厳しい目を向けるようになるとともに患者側の権利意識も高まってきたということでしょう。

たとえば、乳がん手術のさいに「乳房温存手術が可能であるにもかかわらずハルステッド手術（全摘手術）をされた」という理由で患者側が医療者を告訴するケースなどは珍しくなくなっています。また、医療過誤専門弁護士も確実に増加しています。

このような日本の裁判事情の変化が、最近のがん告知の増加傾向にも少しは影響を与えているかもしれません。でも、アメリカのように「告知率一〇〇％」ではありません。また、たとえ病名は告知したとしても、詳しい病状については患者には知らせないケースも多いようです。つまり、病状に関するあらゆる情報を包み隠さず患者本人に知らせるアメリカに対して、日本の場合は「でも……」がつくわけです。「なるほど」とは思いますが、「でも、アメリカのようにすべてを包み隠さず話してしまうことはやはり問題だ」という考え方が大勢をしめているようです。なぜでしょうか。

◆日本におけるがん告知

日本でがん告知が徹底していない理由としては、①宗教の問題（多くの日本人は特定の宗教をもっていないために死と対峙することを避ける傾向がある）、②国民性の問題（何ごとも最後まで問い詰めないで曖昧にしておく文化がある）、③医療体制の問題（告知後の精神的フォロー体制が未整備である）、④医療費の問題などがあげられるように思えます。

とくに、最後の医療費問題では日米の医療経済面での違いが大きく影響しています。日本では医学的にこれ以上の治療法はない（不治）と判断されても患者が希望すれば治療を続行することができます。そして、その医療費にも健康保険が適用されるので患者の経済的負担はそれほど大きくありません。だから、いつまでも本当の病名を隠したまま治療を続行することができます。それに対してアメリカでは治癒の見込みのない患者に対する医療費はすべて患者負担です。しかも、末期になると、大金持ちでなければ支払うことができないほどの莫大な治療費を請求されるので、がんという病名を隠しておくことは事実上不可能です。

さらに、日本とアメリカとの告知率の違いには文化的背景もあります。アメリカの精神科医キューブラー・ロスは『死ぬ瞬間―死にゆく人々との対話』のなかで「告知された患者は否認→怒り→取引→抑うつ→受容の経過をたどる場合が多い」と述べています。第一段階は「自分が死ぬなんて嘘であり、何かの間違いだ」と否定する時期。第二段階は「なぜ自分だけが死ぬのか」と怒りをあらわにする時期。第三段階は神との取り引きをして何とか死を避けようとする時期。第四段階は現実的な末期的症状を認めざるをえない苦しみに押しつぶされて抑うつ状態になる時期。そして、そういう時期を経た後にやっと最期に自分自身の死を受容する段階に到達するということです（キューブラー・ロス『死ぬ瞬間―死にゆく人々との対話』六五―一六九頁）。

ところが、多くの日本の末期患者に接してきた高木慶子さん（カソリックのシスター）は日本人らしいターミナルの様相についてつぎのように述べています。

私の体験から申し上げると、日本人の場合には、キューブラー・ロスが言う第一段階から第四段階のようなステップが見られない。「自分ががんであるはずがない」とか「あと一ヶ月で死ななきゃいけないなんて！」といった感情の爆発がなかなか見えてこないのです。心の中では怒りとかイライラが渦巻いていても、それを表にお出しにならない。これは「本音と建前」の世界に生き、自分の「弱み」や「恥」を外に見せたくないという、日本の文化や価値観がもたらすものと考えられます。「家族はおびえているが、私は平気です」とか「死はみんなが体験することだから怖くない」とかね。ところが、最後の三日や一週間ぐらい前に急にこれまで抱いていた感情を爆発させるのです。ご自分の死期が近いのが、不思議とわかるのですね。「毎日がイライラした日々だった」とか「どうしてあんなに頑張らなければならなかったのか」という言葉が出てきて、初めて患者さんの心の中で大きな葛藤があったことがわかります。そして、その後静かに受容される方が多くありました。

（高木慶子・日野原重明『輝いて人生』一一五―一一九頁）

このようなターミナル期の患者の状況は欧米の場合とはかなり違っているようです。欧米人の場合は自分の心のなかで思っていることをその都度言葉で表現する文化がしみ込んでいるので、日本人よりも、そのときどきに心に抱いている葛藤を外部の人びとに訴える度合いが高く、「本音と建前」を使い分ける文化もありません。ところが日本人には本心を吐露することを躊躇する傾向があり、家族にさえも心の葛藤を表出しない場合が多いようです。それは周囲に対する気配りでもあるのですが、結局、患者は不安感・焦燥感などを自分の心のなかに抱え込んだまま「演技」をすることになってしまいます。自分のほんとうの病名に感づいていても、わざと、知らない素振りを演じ続ける患者も多いことでしょう。そういう場合は、周囲の人びとと患者との間の「腹の探り合い」になります。

以上のような調査結果を受けて、高木さんは「日本人には日本人らしいターミナルの様相があるのではないか」と述べています。つまり、日本人には日本人なりの文化があるのだから、それに即応したターミナル・ケアがあってていいのではないかということです。その意味では、欧米のターミナル思想を直輸入して「こうあるべきだ」というような議論を展開することはあまり好ましくないことのように感じられます。そして、そのような文化の相違はインフォームド・コンセントにおいてもはっきりと表れています。

プラトン著　岩田靖訳『パイドン―魂の不死について』岩波書店　一九九八年
桑間雄一郎『裸のお医者さまたち』ビジネス社　二〇〇一年
E・キューブラー・ロス著　川口正吉訳『死ぬ瞬間―死にゆく人々との対話』読売新聞社　一九七一年
高木慶子『死と向き合う瞬間―ターミナル・ケアの現場から』学習研究社　二〇〇一年

第三節　インフォームド・コンセント

◆パターナリズムをこえて

インフォームド・コンセント（informed consent）とは「十分に説明されたうえでの同意」であり、日本では一般的に「説明と同意」と訳されています。具体的には、「患者が医療者から治療法について十分な説明を受けたうえでその治療法に同意する」ということです。それまでの医療者の説明は「すでに決められている治療法について患者の了解を得る（ムンテラ）」というものだったので医療者主体の説明でした。でも、インフォームド・コンセントでは患者が主体的に自分の治療法に同意を与える点で大きな違いがあります。

インフォームド・コンセントは、それまでのパターナリズム（paternalism　父親を意味するラテン語のpater に由来する言葉で、家父長主義・温情主義などと訳されている）に立脚した医療から脱却するためのキーワードとして登場しました。それまでの医療者にはパターナリズム的傾向が強く残っていて、古い家父長制のもとで父親が絶対的権限をもって家族の人生の進路（結婚・就職など）を決めていたように、医師も患者の治療法を独断で決定していました。

このような医師—患者関係は、治療法の選択肢の幅が非常に狭かった時代にあっては好ましい人間関係でもありました。「患者思いで温情たっぷりの医師」と「そういう医師を心から信頼してすべてをお任せしている患者」という医師—患者関係は日本文化にもマッチしていました。十分に説明しないことによる実害もほとんど発生しませんでした。

しかし、一九六〇年ごろになって医療技術が急激に進歩するとともに同じ病気に対しても新しい多くの治療法が開発され、しかも、それらの治療法のなかには、不治の病に対して劇的な効果をもたらすと同時に激しい副作用を伴うものも少なくないという状況になりました。したがって、どの治療法を選択するかによって闘病中のＱＯＬ（quality of life　生活の質　生命の質）も大きく違ってくるようになったために、徐々に、インフォームド・コンセントという言葉が重要な意味をもってくるようになりました。もちろん、医療環境の変化を敏感に察知した患者たちも自分の治療について十分な説明を受ける権利を主張し始めました。

◆患者の権利章典

以上のような患者の権利意識の高まりを受けて、一九七二年にはインフォームド・コンセントの考え方をそのまま医療現場に反映させるような内容の「患者の権利章典」がアメリカ病院協会によって採択されました。その章典にはつぎのような患者の権利が盛り込まれています。

①思いやりのある、人格を尊重したケアを受ける権利
②自分の診断・治療・予後について完全な新しい情報を自分に十分理解できる言葉で伝えられる権利
③処置や治療を始める前に、インフォームド・コンセントを与えるために必要な情報を医師から受け取る権利
④法律が許す範囲で治療を拒絶する権利と拒絶した場合の医学的結果について教えてもらう権利
⑤自分の医療プログラムに関連してプライバシーについてあらゆる配慮を求める権利
⑥自分のケアに関するすべての通信や記録が守秘されることを期待する権利
⑦病院は可能なかぎり、患者のサービス要求に正しく答えることを期待する権利
⑧かかっている病院が自分のケアに関してどのような保健施設や教育機関と連絡がついているのかに関する情報を受け取る権利
⑨病院側が、ケアや治療に影響を与える臨床治験をする意図がある場合に、それを通知される権利とその

種の研究プロジェクトへの参加を拒否する権利
⑩外来診察・入院・退院後の健康管理などの一連のケアにおいて合理的な連続性を期待する権利
⑪医療費の請求書を点検し説明を受ける権利
⑫患者としての行動に適用される病院の規定・規則を知る権利

（砂原茂一『医者と患者と病院と』一五〇―一五一）

この「権利章典」では、以上のような患者の権利が定められていますが、なかでも、②の項目はインフォームド・コンセントと密接に関連しています。「自分の診断・治療・予後について情報を受けとる権利」においては診断・治療の内容ばかりでなくその治療の結果予想される副作用・危険性・無能力状態になる可能性まで含めた情報を受けとる権利がうたわれているからです。したがって、治療に当たって、医療者は決して楽観的な予測は立てません。逆に、あらゆる危険性や滅多に起こらないであろう不測の事態についても患者の了承を得ようとするので言葉遣いも厳密なものになります。

たとえば、日本では日常的につかわれている言葉である「心配いりませんよ」、「絶対に治してみせます」、「成功を保証します」、「副作用は軽いものです」、「今手術をしないと大変なことになります」などという言葉はアメリカでは使ってはいけないそうです。裁判になった場合はこの種の言葉によって致命的な打撃を受けることも少なくないからです。

それに対して、日本では、優しい医師ほど「心配いりませんよ」「大丈夫ですよ」といいます。「絶対に治してみせます」という医師は患者にとっては「頼もしい先生」でもあります。また、「成功を保証します」とか「最近はいい薬ができたので副作用も軽いですよ」という言葉にもあまり抵抗を感じない患者がほとんどでしょう。でも、アメリカでは、このような言葉は「詐欺的な態度」と思われるそうです。そして、「今手術をしないと大変なことになります」は「強迫的態度」と受け取られるそうです（「週刊医学界新聞」第二三八八号（2000.5.22.）「形式を超えて―患者の判断を助けるインフォームド・コンセント―」（田中まゆみ）参照）。

また、④の項目では「治療を拒絶する権利」が保障されているので、アメリカでは患者が治療を拒否すれば医師は「わかりました」といって引き下がるしかありません。たとえ、医師からみて理不尽な決断（unwise decision）だと思っても、医師は患者の決定に従います（拒否対象には検査も含まれる）。最も大切なことは患者の意向を尊重することだからです。もちろん、このようなときには、きちんとＡＭＡ（Against Medical Advice）の書類にサインをします。そうすると、これによって「私は医師のアドバイスに従いませんでした」という証拠を残すことになるので、それによって生じる結果に関しては患者自身が全責任を負うことになります。これも病院側の訴訟対策の一環です。日本では、熱心な医師ほど治療を拒否する患者に対して必死で説得する光景がよくみられますが、これはアメリカでは禁じられている行為のようです。

さらに、⑤であげられている「プライバシーについてあらゆる配慮を求める権利」に関する状況も日本とは違っています。アメリカの病院では、原則として、病状説明は個室において医師と患者が一対一で行われます。ナースでさえも同席禁止。この点についても、日本では、患者の気持ちには関係なく大声で名前を呼ぶ外来担当ナース、医師との対話が他人に筒抜けの診察室、病室入り口にはまるで表札のように患者の名札がかかっている光景も珍しくありません。大部屋には医療者が頻繁に出入りしています。個室に入るときにドアをノックしない医療者もいます。こういう光景は病院全体を一つの家族のように考える東洋的感覚からみれば問題はないのですが、プライバシーを守る点では問題になります。

◆アメリカ医療と日本医療

最近では、日本の病院でも「患者さんは説明を受ける権利があります」というようなパンフレットがおかれています。実際、日本の医療者も患者の権利を最大限に尊重しようと努力しているようです。

しかし、アメリカで行われていることをすべて日本で実行しようとしても無理な面があります。医療制度が違うからです。アメリカでは問診時間が長くなればそれだけ医療費も高くなりますが、日本ではどんなに詳しく長時間にわたって説明しても診療報酬は変わりません。しかもその報酬額も非常に低く抑えられています。一九九六年の診療報酬改定のときにもインフォームド・コンセントに対する報酬額が問題になりましたが、結局、処方した薬名・飲み方・効能などについて文書で説明すると五〇円、入院後七日以内に病名・症状・推定入院日数を文書で説明すると二〇〇〇円が支払われることになった程度の進展しかありませんでした。これでは、すべての患者に丁寧な説明をして同意をとっていたのでは病院経営が成り立たなくなってしまいます。

また、診療報酬ばかりでなく勤務状況の点でも日本の医療者は厳しい現実を抱えています。アメリカではほとんどの病院が完全予約制であり、一日の患者数も制限されています。ところが、日本は無制限に患者を受け入れる病院がほとんどですから、一人の患者を診察する時間がどうしても限られてしまいます。「三時間待ちの三分診療」という言葉に象徴される通りですが、これは裏を返せば「三時間待てばどんな名医にでも診てもらえる」ということです。しかも診察料は研修医も名医も変わりません。それが国民皆保険制度のもとでの日本医療の特徴です。

それに比べてアメリカ医療は「金次第」です。高額の医療費とよりよい医療はセットになっています。もちろん、名医の診察料も非常に高額です（自由診療制）。患者側も高い医療費を払っているのですからさまざまな要求をします。

アメリカの医療制度は患者と医療者間の契約によって成り立っています。したがって、より良い医療サービスを提供した医療者に対して患者はそれに見合った報酬を払います。良質な商品（優れた医師）を買う場合には商品代（診察料）が高くなるのも当然のことです。

アメリカでは医師にも患者を選ぶ権利が与えられています（緊急の場合を除く）。したがって、アメリカで約一五％を占めるといわれている無保険者は医師に診察してもらうことさえできない場合があります。また、治療を受けたとしても治療後に莫大な医療費の支払いに追いたてられ、分割払いにすると高率の利子もつきます。医療費が支払えない場合には弁護士がつきますが、その費用も患者負担です。したがって最終的には治療費の何倍もの額を支払うことになり、その支払いが滞ると自宅や貯金が差し押さえられる場合も少なくありません。そうすると、結局、メディケア（障害者や六五歳以上を対象とした医療保険）やメディケイド（低所得者用医療保険）を受けることになるのですが、年齢が六五歳に達しない場合や所得が基準よりも若干高い場合はこれらの政府保険の対象者になることもできません。無保険者層に属する人びとの経済的な悩みは深刻です（「週刊医学界新聞」二五六五号（2004.8.2.）「苛酷な医療負債取りたて（1）」（李啓充）より）。

以上のように、一見すると理想的にみえるアメリカ医療にも大きな欠陥があるのですが、それなりの経済力があれば日本よりも格段に充実した医療を享受できることは確かです。要するに、アメリカの医療は基本的に「サービス業」であるということです。ところが、日本の「医の倫理綱領」では「医師は医業にあたって営利を目的としない」と明記されています。また、第一項では「医師は医療を受ける人びとの人格を尊重し、優しい心で接するとともに、医療内容についてよく説明し、信頼を得るように努める」と書かれています（日本医師会「医の倫理綱領」二〇〇〇年）。「よく説明し、同意を得る」ではなくて「信頼を得る」と書かれているところに日本的医療体質がにじみ出ているようにも感じられます。

これに対して、アメリカでの患者の権利は徹底しています。たとえば、インフォームド・コンセントを例にとると、最近のアメリカでは、「インフォームド・コンセントだけでは消極的すぎないか」という意見も出てきています。なぜなら、この言葉からは、医療者から説明を聞いて「はい、お願いします」と同意するような印象を受けてしまうからです。これでは今までのムンテラと大差ありません。実際、一部の医療現場では「あの患者からは術前のＩＣ（インフォームド・コンセント）を取ってあるからね」というような会話を聞くこともあります。

また、どの専門医につくかによって治療法も限定されてしまいます。外科医につくとどうしても手術志向になり、内科医につくと薬剤治療志向になります。そうではなくて、もっと多くの治療法を提示されたうえで患者自身の判断で治療法を「選択」するとともに「決定」する権利があるのではないかということで、登場してきた言葉がインフォームド・チョイス（informed choice　説明を受けたうえでの選択）とインフォームド・ディシジョン（informed decision　説明を受けたうえでの決断）です。これらの新しい言葉においては“informed„の部分は変化していません。十分な説明は必須条件だからです。でも、つぎに続く言葉が“choice„と“decision„になっています。十分な説明を受けたうえで患者自身が治療法を「選択」するとともに「決定」するということです。

以上のように、アメリカでは急速に患者の権利意識が高まっていますが、日本ではやっとインフォームド・コンセントが定着し始めたところでしょうか。医療制度の改革もなかなか進んでいないようです。しかし、もし日本も同じような医療制度であったとしても、日本でアメリカのような医療者―患者関係が成り立つでしょうか。これに対して躊躇なく「イエス」と答える人は少ないのではないでしょうか。どうしてでしょう？　その大きな要因の一つは文化の違いにあるように思われます。

◆文化による違い

日本在住のアメリカ人やカナダ人たちのなかには、日本人医師から「質問の多さと自己主張の強さには辟易してしまう」と思われている人たちがかなり見受けられます。私の友人のあるカナダ女性も、子どもの病気をきっかけとして日本の医師に不信感を抱き、また、日本の医療に失望してしまいました。そして、ついに、日本人の夫を日本に残したまま子どもを連れてカナダに帰ってしまったため、それ以後は、夫が年に数回カナダの妻子に会いに行く生活が続いています。それほどの犠牲を払ってでも彼女はカナダの医療を受けたかったのです。

日本人としての私の目からみれば、某大学付属病院の担当医は、日本語がつたない彼女のために極力英語を使い、病状説明についても「それなりの努力」をしているようにみえましたが、彼女は「それなり」では決して満足しない様子でした。

そして、ある日のこと「事件」が起こったのです。その日は予約を取ってあったのにもかかわらず、実際の診察は予定の時間よりも二時間も遅れてしまいました。日本人なら、不快な気分にはなるでしょうけれど、やがて、「しかたがない」と諦めるところでしょう。大学病院では遠距離から来院した難病患者に時間を裂かれることも少なくないからです。でも、彼女は「この事件」を「しかたがない」として看過することができなくて、結局、この事件後しばらくして帰郷してしまいました。彼女が平均的なカナダ人であったのか、それとも非常に個性的なカナダ人であったのか、私にはわかりませんが、私はこのときの彼女の一連の言動の背後に国民性の違い（広い意味での文化の違い）を感じてしまいました。それは日本文化とカナダ文化（アメリカ文化あるいは欧米文化）の違いといえるかもしれません。

第一は言語文化の違いです。自分が思っていることをすべて言葉に出してしまう欧米文化となかなか内心をさらけ出さない日本文化の相違です。日本人の意識の根底には、お互いに信頼していれば、すべてを言葉に出さなくても「あうん」の呼吸で理解し合えるという共通認識があります。信頼し合っていれば必要最低限のこと以外は「以心伝心」でわかり合えるということです。たとえば日本人は夫婦になるとお互いの愛情を言葉で確認することやお互いを褒め合うようなことはあまりしません。愛しているからこそ結婚したのですから言葉に出さなくても互いにわかり合っていると思っているからです。しかし、アメリカではいつまでも「愛してるよ」とか「今日の君はとても素敵だよ」とか「君は○○の才能があるね」などという言葉をかけ続けます。「最近『愛してるよ』という回数が少なくなった」という理由で妻のほうから離婚訴訟が起こされるケースも珍しくないということです。

このような相違は単に夫婦関係にとどまらず、医師—患者関係にも出てくるのではないでしょうか。「自分の考えていることをすべて言葉で表現することによって信頼関係を築いてゆく文化」と「信頼しあっているからこそすべてを言葉に出さない文化」の違いともいえましょう。

第二は主体性の問題です。「すべてを自分の責任において自分が納得したうえで自己決定しようとする欧米文化」と「自己主張はなるべく控えめにする傾向が強い日本文化」との違いです。病気になった場合も、多くの日本人は積極的に医師に質問することをためらいます。進歩的な医師が「何かお聞きになりたいことは？」と質問を促しても、自分からどんどん質問する患者は少ないようです。それよりも、信頼できる医師にすべてを任せてしまい、自分は医師に柔順な患者でありたいと願う人が結構多いのが実情でしょう。信頼する医師には簡単に自分の命をあずけてしまう患者も少なくありません。そして、そういう患者の気持ちに医師は必死でこたえようとします。

また、日本人は自分の意見をいう前に他人の意見との調節を図ろうとする傾向があります。とくに目上の人に意見をいうときには相手に不快感を与えないように最大限の注意を払います。

そのうえ、日本語には曖昧な表現がたくさんあります。たとえば、感謝するときも「どうも、どうも」とか「すみません」ですませてしまうことも少なくありません。英語では、感謝の意味を込めて"I'm sorry"とは決していいませんが、日本語では、感謝するときばかりでなく、何か頼むときにも「すみません」。質問するときにも「すみません」。ちょっと道をあけてもらうときにも「すみません」です。

このようにみてくると、日本では、とりあえず、「すみません」と謝っておけば物事がスムーズに進むようにも思えます。だから、「すみません」は多くの外国人が一番先に覚える言葉だそうです。それほど「すみません」は日本で頻繁に使われている便利な言葉だということですが、実に曖昧な言葉でもあります。

以上のように曖昧な言語表現のなかで培われてきた日本文化は日本人の心理のなかに曖昧な思考方法を予想以上に深くまで浸み込ませているのかもしれません。「たかが言語、されど言語」です。言語が人間の思考過程に与える影響は予想以上に大きいようです。、そして、このような文化的土壌は一朝一夕に変わるものではありません。もちろん、「欧米文化が優れていて日本文化は劣っている」というような思考法は慎むべきでしょう。要するに、インフォームド・コンセントの形態も、その国の文化の影響をたぶんに受けているということですが、いずれにしても、いよいよ治療法がなくなるとインフォームド・コンセントの重要性はかなり弱まり、ホスピス・ケアへと移っていきます。

砂原茂一『医者と患者と病院と』岩波新書　一九八三年

第四節　より良く生きるために

◆病院で死ぬということ

一九九七年二月、私の父は末期の食道がんのため某総合病院・外科病棟で亡くなりました。喉に何かが引っかかる感じがするということで受診したときには、すでに、余命三ヶ月。入院後もどんどん病状悪化。二ヶ月を過ぎたころには絶飲食。唯一許されたものは「氷」。喉が乾いたときには「白いキューブの氷」をナースステーションからもらってきます。何とも味気ない氷です。

それまで父はどんなに食欲がなくてもお茶だけは飲んでいました。お茶大好き人間だったのです。だから、当然、父は「お茶をくれ」と目配せをします（もう声も出ませんでした）。でも、お茶は禁止。私が氷をすすめると、父の顔にははっきりと失望の色が浮かんでいました。

「キューブ氷ではなくお茶を飲ませてあげたい」と考えた私は、一計を案じて、小さなコップの底にほんの少量のお茶を入れて父の唇に当ててみました。すると、父の口元にほんのりと笑みが浮かんでいるではありませんか。「あぁ、良かった」と心底ほっとした私でしたが、看護師の目を盗んでの違反行為には後ろめたさを感じていました。

こういう場合、ちょっと濃い目のお茶でおいしい透明の「かちわり氷」でも作ってあげたら父はどんなに喜んだことでしょう。これなら誤嚥《ごえん》（誤って気管支に水分が入ってしまうこと）の心配もないので看護師も許可してくれたかもしれません。しかし、急性期の患者の対応に追われている外科病棟ではそういう要求をすること自体が不可能なことでした。残念でした。

もう一つ残念だったことは入浴禁止（かなり早い時期からの）。父は風呂大好き人間でもありました。湯船にとっぷりと体を沈めることが人生最高の贅沢でした。入院中も、いつもうとうとと眠っているように思えた父でしたが、入浴日だけはきちんと覚えていて「風呂に入りたい」と懇願しました。しかし、これも不許可。とうとう、父は入浴の願いがかなわないままに逝ってしまいました。

その代わり、私の夢に出てくる父はたっぷりと湯がはられた湯船に身を横たえて「あぁ、極楽じゃぁ」と目を細めています。私の瞼に焼き付いている元気なときの父の姿のままです。でも、夢のなかで父を眺めているもう一人の私が「ごめんね、ごめんね」としきりに謝っています。何と悲しい夢でしょう。

かちわり氷と入浴。どちらもほんとうにささやかな希望ですが、このような希望さえ一般病院では

表1　医療提供体制の各国比較（1998）

国　名	人口千人当たり病床数	病床百床当たりの医師数	病床百床当たりの看護職員数	平均在院日数
日　本	13.1	12.5	43.5	31.8
ドイツ	9.3	37.6	99.8	12.0
フランス	8.5	35.2	69.7（1997）	10.8（1997）
イギリス	4.2	40.7	120.2	9.8（1996）
アメリカ	3.7	71.6	221.2	7.5（1996）

日本は厚生省（当時）調べ，諸外国はＯＥＣＤ Health Data 2000

かなえられない現実があります。でも、ここで、医療者を責めることはあまりにも短絡的な考え方でしょう。現在の日本の医療者は非常に過酷なスケジュールに追われています。諸外国の医療体制と比べると、①病床数の多さ、②スタッフ数の少なさ、③平均在院日数の長さが目につきます（表1）。

これでは末期患者のケアに十分な時間と手間を裂くことは不可能です。そこで「末期患者がより良い最期を過ごす方法はないものだろうか」と検討された末に考え出された方法がホスピス・ケアです（ホスピスという施設におけるケアや在宅ケアなどを総称してホスピス・ケアという）。

◆ホスピスでより良く生きる

①「より良く生きる」ためのケア

ホスピス・ケアの第一の特徴は「より良く生きるためのケア」です。転移した乳がん患者でありながら単身ニューヨークに移住し、そこで最後の時期を過ごしたジャーナリストである千葉敦子さんは『よく死ぬことは、よく生きることだ』のなかでアメリカの終末期ケア担当ナースが語ったつぎのような言葉を紹介しています。

多分、末期的な病気にかかることの有利な点は、どう死ぬかを計画できることにあるでしょう。そして、本当に、患者は死を計画するものなのです。そこには怒りのかわりに閑静な心があります。動揺ではなくて、彼らは愛を表現します。そして、患者が死ぬ時には、彼らは、強い尊厳の意識と内的なヴァイタリティーをもって死に向かうのです。彼らは最後の息を引き取る、まさにその時まで、一日一日を精一杯生きるのです。

（千葉敦子『よく死ぬことは、よく生きることだ』二九頁）

この文のなかでナースが述べている「末期的な病気にかかることの有利な点は……」という言葉は非常に重みのある言葉です。人間はいろいろな形で死に遭遇します。道路を歩いていて鉄材が上から落ちてきて死ぬ人もいます。飛行機が墜落して死ぬ人もいます。毎日交通事故で多くの人が死んでいます。このような思いがけない事故で亡くなる人の多くは死と向き合う時間もないままに死んでいきます。人生の総決算をすることもなく、親しい人びととお別れをする時間ももてません。それに対して、がんは慢性病です。発病から死にいたるまでにはかなりの期間があり、その期間をより良く生きることもできます。その点で「末期的な病気にかかることは有利だ」とナースはいっているのです。そして、ホスピスはその「有利さ」を最大限にいかす場であるわけです。

②徹底したペイン・コントロール

現代ホスピスのモデルといわれる聖クリストファー・ホスピス（一九六七年）の創立者であるシシリ

ー・ソンダース博士は「末期の痛みはそれがおこる前に処理されるべきである。患者が、薬や注射をしてくれ、と頼まなければならないような事態は生じてはならない。まして薬をもらうのに不安を感じたり、恥ずかしさを感じなければならないなどというのはもっての他だ」（シャーリー・ドゥブレイ著 若林一美訳『シシリー・ソンダース』二三六頁）と語ったそうです。

一般病院では痛みを我慢させられることも少なくありませんが、ホスピスではペイン・コントロール（痛みの緩和）が徹底しているので、患者は肉体的痛みに苦しむことはありません。ホスピス病棟が緩和ケア病棟とも呼ばれるのはそのためです。

③家族への援助

一般病院では患者の家族は医療者に対して非常に遠慮しています。医療者の日常業務の邪魔をしないように、医療者の気分を害するような言動をとらないように常に気配りをしています。面会時間も限られています。さらに、病院で患者に付き添うようになった場合には劣悪な生活環境に耐えながら心身ともに磨り減らすような日々を送ることになります。でも、末期患者にとって家族は重要な存在です。だから、ホスピスでは家族への援助が最大限考慮されます。もちろん、二四時間面会可能。家族の宿泊に対しても最大限の配慮がなされています。また、入院期間中ばかりではなく、患者の死後に家族が抱く悲嘆に対するケア（グリーフ・ケア　grief care）のプログラムが用意されているところも少なくありません。

④チーム医療

末期患者のケアにおいては身体的・精神的・社会的・霊的問題（死後への不安など）が生じてくるので、それらを医療者だけで処理することは不可能です。そこで、ホスピスでは医師・看護師以外にソーシャル・ワーカー、栄養士、物理療法士、音楽療法士、宗教関係者、ボランティアなどによるチーム医療を行います。スタッフ数の点では一般病院よりも非常に恵まれています。

⑤設備への配慮

ホスピスは人生における最後の日々を過ごすところですから、常に心地よい明るさ、静けさを保つように工夫され、四季の花・鳥の声・風の音などの自然の要素をできるだけ取り入れた設計になっています。

以上、ホスピス・ケアの特徴と思えるものをあげました。日本人はホスピスと聞くと「死」を連想してしまって、どうしても暗いイメージを抱きがちですが、ホスピスは「死に場所」ではなくて、死までの期間を「より良く生きる」ところです。とくに欧米のホスピス思想はキリスト教的死生観と緊密に結びついています。肉体的な死は魂の次元での新しい生の始まりでもあります。そうすると、肉体的な死は新しい生への一つの区切りということになります。ホスピスはその移行過程を平穏にスムーズに行うための援助をするための場所です（欧米のホスピスではユダヤ教・イスラム教・ヒンズー教・仏教など多種多様の信者に対する宗教的配慮がゆきとどいている）。

なお、アメリカでのホスピス・ケアは在宅ケアが主流です。その一因として医療経済上の問題があげられます。施設ホスピスよりも在宅ケアのほうが安上がりだからです。さらに、アメリカでは「治療法なし」と診断された時点でほとんどの民間保険会社から医療費補助を打ち切られます。それでも治療を続行すると天文学的な医療費が請求されることも珍しくないので、いやおうなく、ホスピス・ケアに移行せざるをえないシステムになっています（無保険者や政府保険であるメディケア・メディケイド加入者は比較的早期にホスピス・ケアに移行する傾向がある）。

そうなると、ますます、在宅ホスピス・ケアが増えてきます。したがって、アメリカでは施設ホスピスは短期間入院用の施設となっています（ヨーロッパの国々でもそのような傾向がある）。ところが、日本のホスピスでは患者や家族が希望すれば最後の日までずっと在院していることができます。その間の一時的な帰宅も可能です。ホスピス（緩和ケア病棟）に認定されると一定額の「緩和ケア病棟入院料」が支給され、ホスピスでの医療にも健康保険が適用されるために、非常に高額な入院費を請求されることもありません（個室料は別）。一般病棟での不満足なケアで我慢しているよりもホスピスに移ったほうが患者のＱＯＬが格段に向上することは明らかです。

以上のように考えると、すべての末期患者はホスピスに入院したほうがいいように思えます。また、ホスピスには多くの入院希望者が殺到しているのではないかと想像する人もいるかもしれません。でも、現実にはホスピスで最期を迎える人は非常に少なく、大多数の患者は一般病棟で亡くなります。なぜでしょうか。本人に病名を告知していないからでしょうか？　近くにホスピスがないからでしょうか？　たしかにそういう場合もあるでしょうが、どうも、それだけではないような気がしませんか。やはり、多くの人はホスピスに対して「何か」を感じているのではないかということです。

◆ホスピスで死ぬということ

多くの人びとがホスピスに対して感じている「何か」とはどのようなことでしょうか？　その手がかりの一つとして、私が担当している学生さんがホスピスに対して抱いている「何か」を検討してみましょう。

私が生命倫理を教え始めた一九九〇年ごろの学生さんの授業感想文には実習中にみた一般病棟での末期患者の悲惨で孤独な様子がつづられ、スパゲティー症候群（病室で管だらけになって死んでいく患者たちの様子を指す言葉）を非難する言葉がならんでいました。そして、多くの学生さんがホスピス勤務に対する強い憧れの気持ちをつづっていました。

しかし、最近の感想文では少し様子が違ってきています。「憧れ」ばかりではなくて、つぎのように、ホスピス・ケアそのものに対して疑問を感じているような感想文がみられるようになりました。

私は、実習でホスピスに行ったことがある。そこでは死よりも生きることに重きがおかれていた。患者たちにも暗さよりも明るさが見えていた。しかし、表現しにくいが、底知れぬ悲しさのようなものを感じた。どこかで、みな、死を恐れているように思えた。また、私自身も死を怖いものと考えている。日本でもホスピスや緩和ケア病棟が徐々に増加しているが、一般の人びとにとっては「より良く生きる場ではなく、死ぬ場所である」ということを痛感した。患者も医療者も死をネガティブに考えているのではないかと疑問を感じて実習を終了した。

（N看護大学　I・Hさん）

この看護学生は「患者たちの表面的な明るさの裏に見え隠れする底知れぬ悲しさ」を感じ取り、その一因として「死の受容」の問題をあげています。そして、「患者だけではなく医療者自身が死を受容できていないのではないか」とか「医療者も死を恐れているのではないか」という疑問を投げかけ、ホスピスは理念的には「より良く生きる場」といわれているけれども実質的には「死に場所」ではないか、とも感じています。

以前は、このような学生さんはほとんどいませんでしたが、最近はこのようなホスピス観をもつ学生さんが確実に増えてきています。また、つぎに紹介する感想文を書いた学生さんは臨床経験豊富な大学院生ですが、父親のホスピス入院体験を通してホスピスというものについて抱いていたイメージがつぎのように変化していったそうです。

看護学生だった一九九四年ごろにホスピス医療で有名な〇〇病院に見学に行き、終末期の患者が最期を迎える場所として設備が整っていることに驚きを感じた。一般の病院と比較すると明るい雰囲気でパーカウンターがあり、「ここは違う」と思ったが、廊下やデイルームに誰もいなくて閑散としており一抹の寂しさを感じたことを覚えている。しかし、当時の私は単純に「ホスピスは安らかな死を迎えるための看護を行う施設」と考えていた。

そして、二〇〇三年五月、私の父が余命三ヶ月の末期の肺がんと診断されたことを契機としてホスピスと関わることになった。主治医から紹介されて訪れたホスピスはホテル風の感じでゆったりとしたスペース。日当たりも良く、看護師やソーシャル・ワーカーなどの対応も親切であり、全体的に死を肯定しているように感じられたので、父を説得してそのホスピスに入院させた。

ところが、入院直後、担当看護師から最初に発せられた言葉は「どのような死を迎えたいか」との質問だった。父は「朝、冷たくなっているのが理想だね」と答えていたが、私は、そのとき「ホスピスは死に場所だ」と感じた（父には告知済み）。その後、病状が急変して入院後五日目で亡くなったが、逝去時にはほとんどの病棟スタッフが号泣している姿を前にして「この人たち自身が死をマイナスにとらえているのでは？」という疑問をもつとともに「死の受容」についても考えさせられた。

そもそも「死の受容」の援助を医療者がおこなうことは無理のように思えた。人間は本能的に「回復したい」とか「少しでも延命したい」と望む存在なのに、現代医学で勝手に命の線引きをして「ホスピスへどうぞ」などという姿勢にはどこか無理があるように感じられた。また、ホスピスでは身体的苦痛が排除されているだけに、余計に、死と正面きって向き合うことになり、これはある意味で非常に残酷なことかもしれない。それよりも一般病棟で一縷の望みを抱いて治療をしているほうが人間的かなとも思ったが、これもあまりすすめられない。そこで浮上してくるのが代替医療だと思う。多くの患者は代替医療に非常に興味をもっているし、父にも本格的な代替医療をやってあげたかったと思っている。

（T大学大学院健康科学研究科　K・Nさん）

ここで、K・Nさんの心の軌跡をたどってみるとつぎのようになります。ホスピスは「より良く生きる場」→父のホスピス入院→ホスピスは「死に場所」→「死の受容」を前提としたホスピス→医療者が「死の受容」を手助けできるか？→「死の受容」は人間の本能に反していないか？→代替医療への模索という流れになっています。

K・Nさんもホスピスのメリットは十分認めています。私が父の入院時に一般病棟で経験したような問題点はホスピスでは即刻解決です。「死の直前でも入浴可能ですよ。特製かちわり氷の要望にも気持ちよくこたえてくれますよ」とK・Nさんも保障してくれました。その点ではホスピスは最高です。私も近くにホスピスがあれば迷うことなく父を転院させていたでしょう。

しかし、人間というものは不思議な存在です。痛みが完全にコントロールされ、日常的なケアも満たされてくると、かえって、「死の不安」が増してくることもあります。でも、K・Nさんの父親はそういうことを医療者や家族に訴えることはなかったそうです。そして、さも、死を受容しているかのような態度をとっていたそうですが、はたして、それが本心なのか演技なのかわからなかったし、真実を問いただすこともできなかったそうです。

K・Nさんは「父はベッド上でほんとうは死の恐怖とたたかっていたのかもしれないけれど医療者や家族を困らせてはいけないから一人でじっと耐えていたのではないか、と今になって思うようになりました」と述懐しています。

とにかく、真実のほどは誰にもわかりません。一般的に日本文化は「以心伝心」を特徴としています。すべてを言葉に表さない文化です。そうすると「さぐり合い」になります。末期ケアの場合、それが死ぬまで続くことも珍しくないのです。残された者は本人の気持ちを推測するだけです。そして、「ああしてあげれば良かったかな？　こうしてあげれば良かったかな？」と後悔することになります。K・Nさんの場合は代替医療のことが心残りになったそうです。「もし代替医療という選択肢を本気で取り入れていれば父の最期も違ったものになったかもしれない」と後悔しています。

◆より良く生きるための模索

Ｋ・Ｎさんは代替医療《だいたいいりょう》のことが心残りだったようですが、これはＫ・Ｎさんに限ったことではありません。一般的にがん患者およびその家族の方々は治療が一段落して退院してくると代替医療に興味をもち始める人びとが多いようです。その証拠にがん患者の会などでは「どこの会社のアガリスクがよく効くだろうか」などという話題でもちきりですが、健康食品だけが代替医療ではありません。

本来の代替医療はもっと幅が広く、奥深いものです。そもそも、代替医療とは現代医学以外のすべての医療の総称です。したがって、音楽療法・イメージ療法から中国医学・インド医学まで数多くの療法があり、厳密には、前者が相補医療（補完医療）、後者が代替医療に分類されます。したがって、両者を並列した形で相補・代替医療（CAM complementary and alternative medicine）と呼ぶこともあります（本書では「代替医療」で統一する）。

では、まず、相補医療からみていきましょう。この医療は現代医学を補完する医療であり、現代医学的治療を受けている患者の治療効果を高めることを目的としています。

具体的療法としてはイメージ療法・音楽療法・絵画療法・アロマテラピー（芳香療法）などがあります。たとえば、イメージ療法として有名なサイモントン療法では、現在受けている治療が非常に効果をあげていることをイメージする療法です。したがって、がん患者の場合はナチュラルキラー細胞（リンパ球の一種）ががん細胞を殺している様子をイメージします。そうすることによって患者の免疫力をたかめようとするわけですが、なお一層の効果をねらって、そのイメージを視覚化することもあり

図1　ナチュラルキラー細胞ががん細胞を殺している

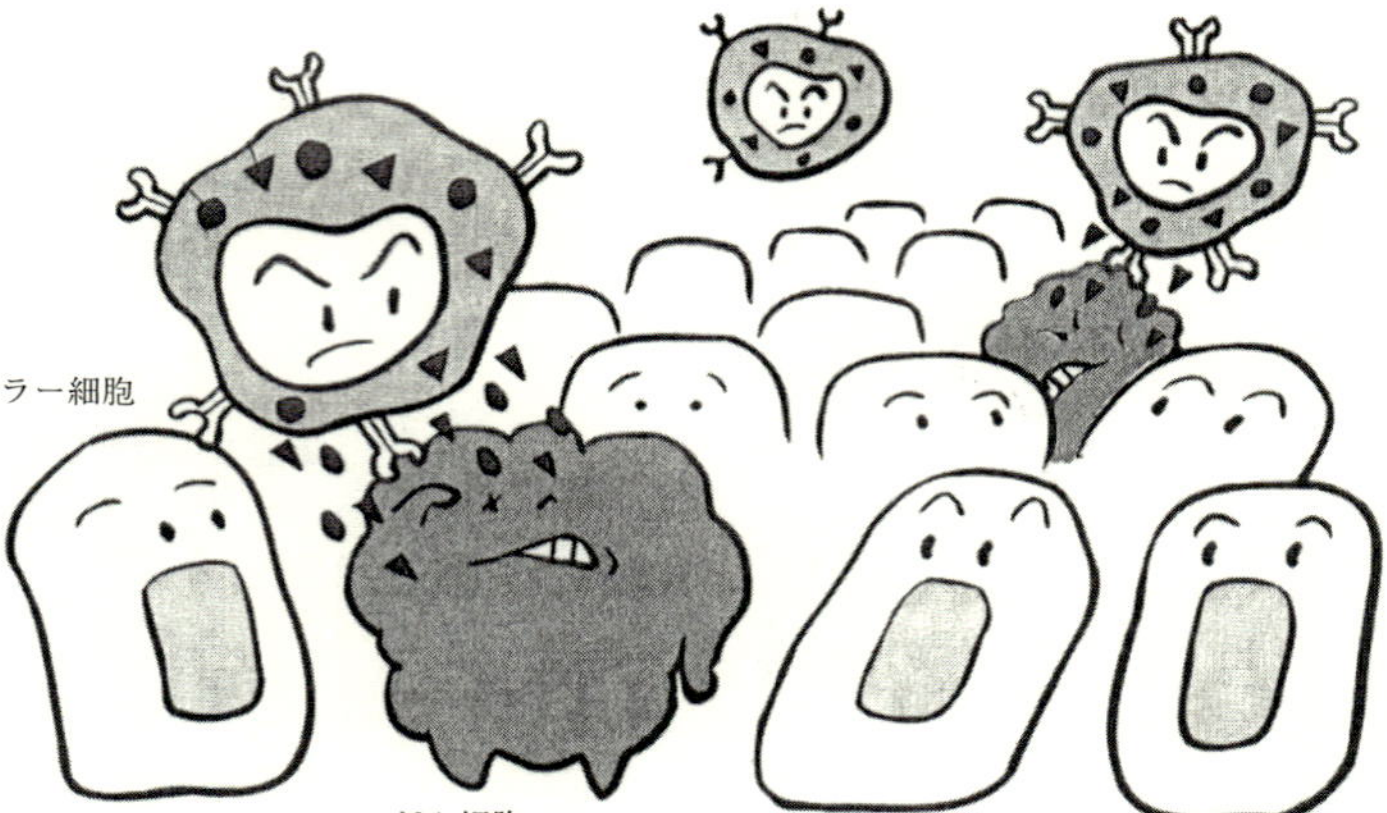

安保徹『絵でわかる免疫』　講談社サイエンティフィク，2001，p.31.

ます（図1）。

　イメージ療法では実際に具体的な治療をするわけではないのですが、その効果は統計的にも証明され、時にはがんが自然退縮することもあります。そのような現象に対して精神神経免疫学者（精神的要素と免疫力との関係を研究する人びと）たちは「何かを深く信じることが脳の視床下部に好影響を与え、免疫機能を亢進する結果、身体全体の自然治癒力を高めることになる」と説明しています。まさに、「病は気から」ということでしょう。

　以上のように相補医療はあくまでも現代医学を前提とした医療ですが、それに対して、代替医療（狭い意味での）は現代医学の代替となることのできる医療を指します。具体的には中国医学（気功・鍼灸・漢方）・

インド医学（アーユルヴェーダ）・ホメオパシー（同種療法）・オステオパシー（骨療法）・カイロプラクティックなどがあります。

これらの医療の最大の特徴は患者を全体的にみるという点にあります。近代西洋医学が部分的な疾病箇所（臓器）に注目するのに対して、代替医療では全体的なバランスを重視するということです。とくに人間の体内を流れている「気」を調整することによって心身ともに癒そうとします（現代医学は身体と精神を別々にとらえている）。したがって、代替医療では明確な治療限界点はありません。現代医学のように「不治」という烙印が押されることはありません。余命告知もしません。最後まで患者の自然治癒力を最大限に引き出すために種々の試みをします。しかも現代医学のような苦しい副作用はほとんどありません。

このようにひと口に「代替医療」といっても種々の療法があるわけですが、すべてに共通している点は「最後まで希望を持ち続けることができる医療である」ということです（代替医療については拙著『統合医療の扉』六一―一六三頁に詳述されている）。

◆希望によって生かされる

「希望」……。それは人間にとってかけがえのないものです。人間は、どんなに絶望的な状況に陥っても、なお、希望をもつことができる存在であり、反対に、希望を失ってしまったら、客観的条件が絶望的でなくても、肉体的に「死」にいたることがあります。その意味では、人間は究極的には希望によって生かされている存在であるともいえます。つぎにあげる学生の感想文はその好例です。

実習の時に、心臓病の老婆の世話をした。とても気さくで優しい方で孫のようにかわいがってくれた。面会者は来ず、いつも面会時間になると二人で話をしていた。長期の入院のため、「病院を変わるかもしれない」とスタッフに言われ、「家族からは老人ホームに入れる話がもちあがっている」と言って、とても落胆していた。それが引き金になったかどうかよくわからないが、私が朝行った時には、ベッドは空で、喪服を着た家族がいた。「人間が生きるためには希望が必要なんだな」と思った。

（J看護専門学校　A・Yさん）

人間は身体的存在であるとともに精神的存在でもあります。病気になると、私たちは身体面にばかり注意を集中してしまいますが、この事例は精神的支えが患者にとってどんなに重要かを物語っています。この患者も「とうとう家族からも厄介者扱いされてしまったか」と落胆してしまって生きる意欲（希望）をなくしてしまったのではないでしょうか。

このケースでは「老人ホームの話」が引き金になりましたが、余命告知が希望喪失の引き金になることも十分考えられます。また、たとえ、患者に余命告知をしていなくても周囲の人びとの態度によって暗黙のうちに告知した結果になり、患者から生きる意欲を奪ってしまう場合もあるようです。つぎの感想文でもそのような気配が感じられます。

私の祖母は胆嚢がんが全身に転移して余命三ヶ月の宣告を受けました。その頃、私は幼くて何も知らされていなかったのですが、死が近づいていることが分かりました。日を追うごとに体につながれる管の本数は増え、病室はナースステーションに近くなり、最終的にはナースステーションとガラス越しの部屋に移されました。そして、宣告された三ヵ月後ちょうどに亡くなりました。宣告を受けるとその通りになくなる人が多いといいます。それは本人の体調からばかりでなく、本人の気持ちや周囲の対応の影響もあるのではないでしょうか？　余命三ヶ月という気持ちで治療や看護を行っていたら、本当に三ヶ月しか生きられなくなってしまうのではないかと思います。

（N看護大学　T・Aさん）

何も知らされていない幼い子どもにさえ祖母の死が近いことを感じさせるような周囲の雰囲気。そういう状況のなかにおかれている患者は無言のうちに自分の余命を悟らせられてしまいます。そして、ぴったり「三ヶ月」。患者は予告された時期に亡くなりました。T・Aさんの「宣告を受けるとその通りになくなる人が多いといいます」という言葉通りです。なぜ病院では余命告知が実際の死亡時期とぴったり一致してしまうのでしょうか。その一因として、「その日」へと導くような精神的要素があげられるのではないでしょうか。

◆ナチス収容所の人びと

人間の精神的存在としての側面を印象づける事件が起こったことがありました。それは、第二次大戦中のナチス収容所において起こった事件で、オーストリアのユダヤ系精神科医ヴィクトル・E・フランクル（1905〜1997）が書いた『夜と霧』という本のなかに書かれています。この本は、第二次大戦中、ナチスのユダヤ人撲滅作戦により逮捕されて収容所送りになった人びとの収容所生活について書かれたものですが、そこに描き出されている世界はまさに極限状況という形容がぴったりの世界です。食事は一日一回だけの水のようなスープとわずかなパンだけ。長時間にわたる厳寒の野外での重労働。

発疹チフスの流行。監督官による気まぐれな虐待。ガス室送りの恐怖。仲間同士の密告。毎日のように死んでいく多くの仲間たち。死が日常茶飯事となった状況のなかで心身ともに破綻していく囚人が続出しました。つぎもその一例です。

かつては著名な作曲家兼台本作家だったFという名前の囚人が、ある日わたしにこんなことを打ち明けた。

「先生、話があるんです。最近、おかしな夢をみましてね。声がして、こう言うんですよ。なんでも願いがあれば願いなさい、知りたいことがあるなら、なんでも答えるって。わたしがなんとたずねたと思います？　わたしにとって戦いはいつ終るか知りたい、と言ったんです。先生、『わたしにとって』というのはどういう意味かわかりますか。つまり、わたしが知りたかったのは、いつ収容所から解放されるか、つまりこの苦しみはいつ終わるかってことなんです」

それで、夢の中の声はなんて言ったんですか、とわたしはたたみかけた。相手は意味ありげにささやいた。

「三月三〇日……」

この夢の話をわたしにしたとき、Fはまだ充分に希望をもち、夢が正夢だと信じていた。ところが、夢のお告げの日が近づくのに、収容所に入ってくる軍事情報によると、戦況が三月中に私たちを解放する見込みはどんどん薄れていった。すると、三月二九日、Fは突然高熱を発して倒れた。そして三月三〇日、戦いと苦しみが「彼にとって」終わるであろうとお告げがあった日に、Fは重篤な譫妄状態におちいり、意識を失った……三月三一日、Fは死んだ。死因は発疹チフスだった。

（V・E・フランクル『夜と霧 新版』一二六―一二七頁）

Ｆの直接の死因は発疹チフスですが、ほんとうの死因は「希望の喪失」です。待ちに待った解放の日である三月三〇日が近づいてきても、何も起こらなかった。その事実に落胆したために、すでに潜伏していた発疹チフスに対する抵抗力が急速に低下したことが死に結びついていったのです。その意味では「希望の喪失」と「免疫力の低下」は緊密に関連し合っているといえましょう。

フランクルは、この話に続いて、ある事件のことをもち出しています。その事件は一九四四年のクリスマスと一九四五年の新年との間に起こった大量死事件です。囚人たちの忍耐も限界に近づいた一九四四年末に「今度のクリスマスには釈放されるらしい」というデマが流れ、そのデマを信じた囚人たちが大量死しました。この大量死の死因は「クリスマスには家に帰れる」という希望にすがって生きていたにもかかわらず、お正月が過ぎても何も変化がなかったという事実にあります。その事実によって囚人たちは再起不能なほどの精神的ダメージを受けてしまい、あっという間に死んでしまったのです。人間が希望を失い、精神的拠り所を失ったときに、人間というものはいかにもろい存在であるかを象徴している事件といえましょう。そこで、フランクルはそういう状況に陥ることから逃れるためにつぎのような試みをしました。

ぼろ靴につっこんだ傷だらけの足の痛みに泣かんばかりになりながら、わたしは一つのトリックを弄んだ。突然、わたしは煌々と明かりがともり、暖房のきいた豪華な大ホールの演台に立っていた。わたしの前には座り心地のいいシートにおさまって、熱心に耳を傾ける聴衆。そして、わたしは語るのだ。講演のテーマは、なんと、強制収容所の心理学。今わたしをこれほど苦しめてうちひしいでいるすべては客観化され、学問という一段高いところから観察され、描写される……このトリックのおかげで、わたしはこの状況にどこか超然としていられ、それらをまるで過去のもののように見なすことができたのだ。

（V・E・フランクル『夜と霧 新版』一二三―一二五頁）

収容所内での人格的破綻からフランクルを守ってくれたもの。それは、最終的には、パンでもスープでもなくて、一段と高い立場から客観視することができる学問的興味でした。そして、その成果を講演している自分の姿を思い浮かべてみるという「トリック」のおかげで眼前に繰り広げられている過酷な状況をまるで過去のもののように感じることができたのです。実際、このような「トリック」に身を任せることができた人間は生き残る確率が非常に高かった、とフランクルは証言しています。

さらに、フランクルは続けて証言します。「精神的に破綻していった仲間たちが決まって口にした言葉は『生きていることにもう何も期待できない』という言葉だった」と。

たしかに、彼らのおかれていた状況は外見的には絶望的状況でした。自分の人生からは何も期待できない状況です。だから、人生に何かを期待している限り、そこには希望はありません。そこで、彼らは「人生に何かを期待すること」はやめたのです。何かを期待しても得るものは何もないからです。失望するばかりです。自己破滅です。そして、そこに待っているのは肉体的破滅つまり「死」です。

では、自己破滅しないためにはどうすればいいか。そこでフランクルは「逆転の発想」をすすめます。つまり、「自分が何を期待できるか」から「自分が何を期待されているか」への発想法の転換です。このような発想の転換について、フランクルは『『私は人生にまだなにを期待できるか』と問うことはありません。いまではもう、『人生は私になにを期待しているか』と問うだけです」（V・E・フランクル『それでも人生にイエスと言う』二七頁）という言葉で表現しています。事実、収容所でも、フランクルが囚人たち一人一人に対して、その人が人生から期待されている「何か」をつぎつぎと発見する手助けをすると、それによって生きる希望を見出した仲間たちは地獄のような収容所生活の中においてさえ豊かな精神生活を維持することができたということです。もちろん、それは肉体的生命力の強化へとつながっていきました。

フランクルの収容所での体験の数々は肉体的に極限状況になればなるほど、人間はますます精神的な支えを必要とする存在であることを物語っているといえましょう。そして、それは末期患者にも当てはまることなのです。

千葉敦子『よく死ぬことは、よく生きることだ』文藝春秋　一九九〇年
シャーリー・ドゥブレイ著　若林一美訳『シシリー・ソンダース―ホスピス運動の創始者』日本看護協会出版会　一九八九年
小松奈美子『統合医療の扉』北樹出版　二〇〇三年
V・E・フランクル著　池田香代子訳『夜と霧　新版』みすず書房　二〇〇二年
V・E・フランクル著　山田邦男ほか訳『それでも人生にイエスと言う』春秋社　一九九三年

第五節　遺伝子治療

これまでは、現代医学におけるがん治療法としては手術・抗がん剤・放射線治療という選択肢が呈示されていましたが、最近はこれらの三大治療法のほかにもさまざまな新しい治療法が出現しています。具体的には免疫療法（リンパ球のもつがん細胞を殺す能力を高める治療法）・温熱療法（がん細胞を温めて死滅させる治療法）・重粒子線治療や陽子腺治療（がんの部位だけに放射線を照射する治療法）・血管新生阻害療法（がんへの栄養補給源を断つ治療法）などです。さらに、遺伝子治療の研究も活発に行われています。がんは遺伝子異常が原因となって起こる病気なので、その遺伝子を操作すれば根本的な治癒が望めるかもしれないからです。そこで、つぎに、遺伝子治療について考えてみましょう。

◆遺伝子とは？

まず、遺伝子とは何でしょう？　「遺伝子」は細胞（人間の場合は約六〇兆個ともいわれている）のなかにあります。もっと正確にいえば、細胞内の「核」にびっしりと詰まっている「染色体」のなかにあります。この染色体の正体はＤＮＡ（デオキシリボ核酸）です。ＤＮＡとは、アデニン（Ａ）、チミン（Ｔ）、グアニン（Ｇ）、シトシン（Ｃ）と呼ばれる四種類の化学物質（塩基）が糸のように長く連なったものが二本集まってらせんを作っている分子です。このＤＮＡ二重らせんをヒストンと呼ばれるタンパク質の芯に巻きつけて、ぎっしり押しつけ、押しつけたものをもう一度ぎりぎり巻きにして、さらにもう一度ぎっしり押しつけたものが染色体であり、ヒトの染色体の数は二三対（四六本）あります（図2）。

そして、このDNA内の塩基の連なり具合（文字）が「ゲノム」であり、ヒトがもっているゲノムは「ヒトゲノム」です。ヒトゲノムの一セットは約三〇億塩基（文字）からなっています。気が遠くなるような膨大な数ですが、二〇〇三年四月一四日に「ヒトゲノムの解読が完了した」と発表されました。

しかし、ヒトゲノム解読が完了したからといって、それがすぐにがん治療に結びつくわけではありません。約三〇億個のゲノム配列のなかには、あまり意味もないジャンク（が

図2　染色体の構造

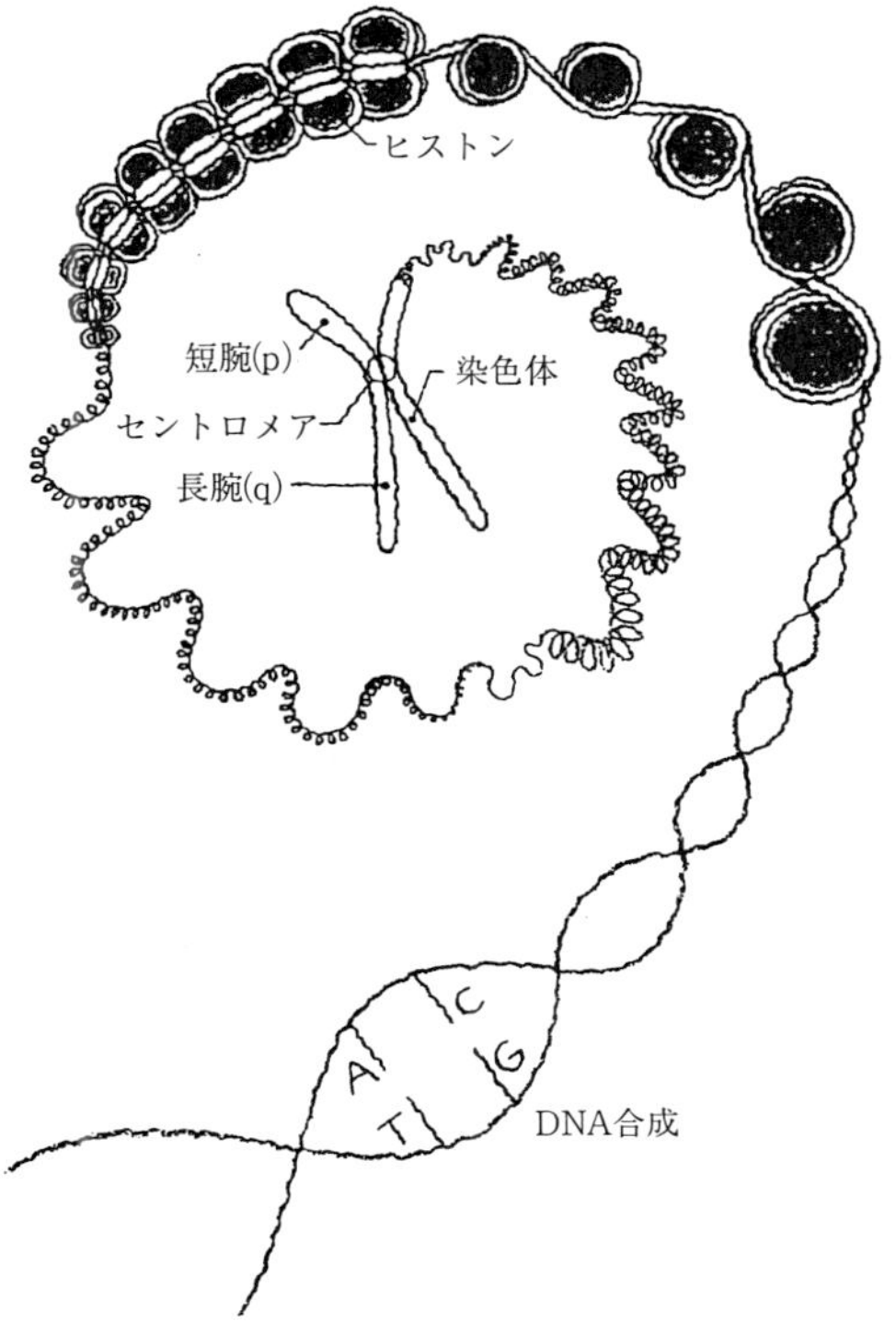

柳澤桂子『ヒトゲノムとあなた』集英社，2001，p.84，イラスト：朝倉まり

らくた）配列と呼ばれている部分が多数ありますが、これらの間にポツンポツンと意味のある文字（ゲノム）が並んでいます。この「意味のあるゲノム」が「遺伝子」です。そして、この遺伝子ががんの発生メカニズムと深く関係しています（笠松幸一他編『二一世紀の倫理』五〇—五五頁）。

遺伝子の数は多くの研究者によって分析された結果、現在では、約二万二〇〇〇個とされています（二〇〇四年一〇月二一日、日米英仏独中の国際研究グループが発表）。したがって、この二万二〇〇〇個の遺伝子ががん治療の重要な鍵を握っているわけです。「二万二〇〇〇個」というと大した数ではないようですが、よく考えてみると、三〇億個のゲノムの中にある何万個ですから、その特定作業には大変な時間と資金を必要とします。そこで、今、世界的な規模の人員と資金が投入されて、多くの研究者がやっきになってそれぞれのがんを引き起こす遺伝子の特定に励んでいます。遺伝子が解明されればがんの治療法の大転換も期待できるからです。

◆遺伝子解明とがん治療

遺伝子解明によってもたらされる恩恵の第一は予防医療の充実、第二は遺伝子治療、第三はテーラーメード医療です。では、まず、予防医療についてみてみましょう。

予防医療は遺伝子検査（特定の病気と関係する遺伝子をもっているかどうかを調べる検査）と関係があります。ある病気に関係する遺伝子の有無を検査しておくとその病気の予防に役立つからです。たとえば、がんの場合、がんそのものは遺伝する病気ではないのですが、がんにかかりやすい体質は遺伝します。でも、体質が遺伝するだけであって、そういう体質の人が必ず発病するとは限りません。そこで、あらかじめ、遺伝子検査を行って、たとえば、乳がんにかかりやすい遺伝子をもっている場合には定期的に検診を受けることで早期発見に努めます。アメリカでは遺伝子検査の結果、乳がんになる確率が非常に高いことが判明した場合は、健康な両乳房をあらかじめ切除してしまうという荒療治をする女性もいます。たしかに、両乳房がないのですから乳がんにはならないわけです。いかにもアメリカ人らしい対処法です。

つぎは遺伝子治療です。「遺伝子治療」とは、一言でいえば、「薬の代わりに遺伝子を使う治療法」です。あらゆる生命現象は遺伝子情報に従って体内に作られたタンパク質によって営まれています。そのさい、正しい遺伝子情報に従って正常にタンパク質が作られていれば病気にはならないのですが、たまたま遺伝子配列に変異が起きてタンパク質が正常に作られない場合もあります。そうすると病気になってしまいます。そこで病気の元凶である遺伝子の異常を正せば難病が治療できるのではないかという発想のもとに遺伝子治療が誕生しました。

具体的には変性遺伝子の働きを阻止するような新しい遺伝子を患者の細胞のなかに組み込むことによって病気を治療します。たとえば、がんの遺伝子治療の場合には、まず、がん細胞の増殖に関係するタンパク質を特定したうえで、その変異タンパク質を引き起こしている遺伝子を見つけ出し、その働きを阻止するような新しい遺伝子を患者の細胞内に組み込みます。この治療法は病気の原因を元から絶つわけですから、それまでの対症療法的な治療法よりも格段に効果的であると思われています。

しかし、安全性の点で問題がないわけではありません。また首尾よく新しい遺伝子が患者の細胞内に導入されたとしても、それ以後の患者の体内にどのような変化が起こるかはわかっていません。予想外の副作用が起こるかもしれないことが懸念されています。がんの遺伝子治療は患者側からは「救世主」のように思われていますが、その安全性や副作用については未知の部分が多いということです。だから、今のところ、あまりにも過剰な期待をかけることは控えたほうがいいようにも思えます。

また、遺伝子治療はがん患者ばかりでなく膠原病などの自己免疫疾患・アルツハイマー病・ハンチントン舞踏病などの治療にも適用範囲が広がっていますが、これらの治療に当たっては、まず、患者本人の遺伝子検査が必要です。そこで問題になるのが「遺伝子検査をすることが本人にとって利益になるかどうか」ということです。遺伝情報は「究極のプライバシー」ともいわれるように、たとえば、遺伝子検査によってハンチントン病の遺伝子をもっていることがわかると本人はさまざまな点で苦難に出会うことになります（ハンチントン病は五〇％の確率で遺伝する神経性の難病）。ハンチントン病はだいたい中年期（三五～五〇歳）に発病します。したがって、検査を受ける時点では全く健康な人です。それなのに検査によって将来の発病が確定したために結婚あるいは就職において不利益をこうむることになります。そういう危険までおかして遺伝子検査を受けることの意義が問われるわけです（アメリカではハンチントン病患者が身内にいる場合は保険加入などのときに強制的に検査を義務づけられることもある）。

最後はテーラーメード（オーダーメード）医療です。「テーラーメード」とはその人の体型にぴったり合った注文服を指します。したがって、「テーラーメード医療」といった場合も「患者の体質にぴったり合った医療」ということになります。抗がん剤治療を例にとると、今までの治療法はまず一つの抗がん剤を投与し、その量を患者が我慢できる限界まで増やしていきます。そして、ある程度効果があれば投与を続行。効果が思わしくない場合はほかの抗がん剤に切り替えるという方法をとっていました。

このように、これまでの抗がん剤治療は服用してみなければ効果のほどはわからない場合が多かったのですが、「テーラーメード医療」では最初から一人の患者に適した抗がん剤を投与できる可能性が大きくなります。

具体的には、多くの人びとのさまざまな遺伝子タイプと薬との相関関係を調べてデータベースを作っておきます。そして、薬剤投与のさいには、その患者の遺伝子タイプとデータを照合することによって個々の患者に最も適した薬を適量処方します。そうすると薬効増加や副作用軽減効果が期待できるわけです。そのうえ、無益な投薬による無駄な医療費削減の効果も期待されています。

また、薬そのものの製造法も変化。副作用を最小限に抑えるために分子標的薬が登場しました。従来の抗がん剤はがん細胞以外の正常な細胞まで攻撃していましたが、分子標的薬はがん細胞と正常細胞を区別してがん細胞だけを狙い撃ちします。そのため免疫力低下などの副作用もかなり軽減され治療期間も短縮できます。

さらに、がん細胞の縮小だけを目的とした抗がん剤に代わってがん細胞の増殖にかかわるタンパク質そのものの働きを抑制しようとする製薬技術も開発され始めています。これらの技術はゲノム情報に基づく製薬技術なので「ゲノム創薬」と呼ばれています。

以上のように、がん治療はどんどん変化してきています。一時は「行け行け治療」などと呼ばれる治療方針が主流を占めていた時期もあり、医師たちは患者がどんなに苦しんでいても過激ながん治療をどんどん進めていました。それが患者のためになると思っていたからです。しかし、そういう時代は終わろうとしています。前述したような代替医療という選択肢もあります。ターミナル期を過ごす場所としてもホスピス（緩和ケア病棟）以外に家庭・グループホーム・宅老所・各種老人施設などと多くの選択肢が用意される時代になりました。治療法に関しても、療養場所に関しても「選択」の時代になったということでしょう（この節に関しては拙著『統合医療の扉』三五―四二頁に詳述されている）。

柳澤桂子『ヒトゲノムとあなた』集英社　二〇〇一年
笠松幸一他編『二一世紀の倫理』八千代出版　二〇〇四年
小松奈美子『統合医療の扉』北樹出版　二〇〇三年

第二章　生と死のはざまで

第一節　安楽死

◆安楽に死ぬということ

「安楽死」という言葉はギリシャ語の euthanasia（良き死）に由来する言葉です。日本語の「大往生」とほぼ同じ意味と考えていいでしょう。「大往生」とは「思い残すことなく、安らかに死ぬこと」（三省堂『国語辞典』）。つまり、自分の人生を十分に生ききって枯れ木が朽ちるように静かに死ぬことです。いつかは必ず死ぬ運命にある人間にとって「大往生」は理想的な最期といえましょう。しかし、すべての人が大往生できるとは限りません。とくに苦痛を伴う病気の場合は大往生とはほど遠い最期になる場合もあります。最後の瞬間まで苦しみもがく病人を前にして、その苦痛から一刻でも早く開放させてあげたいという思いに駆られる場合も少なくありません。そこに安楽死の考えが出てくる土壌があるわけです。

そのような問題にいち早く目を向けた日本人として森鷗外（1862～1922）があげられます。医師であるとともに小説家でもあった森鷗外は小説『高瀬舟』において安楽死を考えるうえでの貴重な題材を提供しました。そのあらすじはつぎの通りです。

江戸時代、島流しにされるために高瀬舟に一人の罪人が乗っていた。その罪人は「弟殺し」の喜助。喜助兄弟は極貧生活をおくっていたが非常に仲がよかった。ところが、ある日、重い病気を患っていた弟が「どうせ治りそうにもない病気だから早く死んで少しでも兄貴に楽をさせたい」と思って剃刀で喉を切った。しかし、死にきれないで剃刀を喉の奥に差し込んだ状態のまま血まみれになって苦しんでいた。そこに兄が帰宅。兄は弟を医者にみせようとするが、弟は、恨めしそうな目で「医者がなんになる、あぁ、苦しい、早く抜いてくれ、頼む」とせがむ。その目もだんだん険しくなって、躊躇する兄の顔を憎々しそうに睨みつけるようになってしまった。そこで、ついに根負けした兄が「しかたがない。抜いてやるぞ」というと、弟の目がからりと変わって、晴れやかで嬉しそうになった。そして、兄が剃刀を抜くとそのまま弟は死んでしまった。こうして兄・喜助は「弟殺し」の罪で島流しにされることになったが、舟中での喜助の顔は実に晴れ晴れとしていた。そして、かたわらには護送を命じられた役人が一人だけ。

（森鷗外『高瀬舟』一五九―一八二頁）

以上が『高瀬舟』のあらすじです。鷗外はこの小説で「安楽死させた兄は罪人なのだろうか」という疑問を投げかけています。しかし、小説のラストシーンは「次第にふけゆくおぼろ夜に、沈黙の人二人を乗せた高瀬舟は、黒い水の面をすべっていった」というものです。舟のなかには護送役の役人と喜助だけ。その二人も沈黙のままです。結論らしいものは何もありません。鷗外は、「おぼろ夜」に紛れて安楽死の問題をごまかしてしまったようにも思えますが、「高瀬舟縁起（あとがき）」にはつぎのような私論を展開しています。

死に瀕している救いようのない病人が苦しむのを傍から見ている人には「早く死なせてやりたい」とい

う情は必ず起こる。ここで、従来の道徳では「麻酔薬をやると死期を早めることになるので病人を苦しませておけ」と命じているが、医学社会では「楽に死なせて、その苦しみから救ってやるほうがいい」という議論がある。これをユウタナジイという。「楽に死なせる」という意味である。高瀬舟の罪人はちょうど、それと同じように思われる。

（森鷗外『高瀬舟』一八六―一八七頁）

このように、鷗外は小説のなかでは安楽死是非論を曖昧にしてしまいましたが、「あとがき」では医師としての自分の立場をかなり鮮明に打ち出して、安楽死に対して肯定的な態度をとっています。「安楽死」という言葉そのものが禁句だった時代にあって鷗外の安楽死発言は勇気のある発言だったといえましょう。安楽死という表現ではなくドイツ語のユウタナジイという言葉を使ったところに鷗外の周囲に対する気配りも感じられます。やはり、この種の議論は日本では先進的すぎたのでしょう。しかし、「患者を苦しみから解放してあげたい」という思いは時代を超えて共通のものでもあるようです。ある看護学生はつぎのように書いています。

私の祖母はすい臓がんの末期のため自宅で最期を過ごしていました。私が、ある日、祖母が寝ている部屋にいくと、祖母のお腹の上に寝巻きの腰紐が置いてあった。そして、もうほとんどしゃべることのなかった祖母が、私に対して「このひもで首を絞めて。もういい」とつぶやいた。私は予想もしていなかった祖母の言葉を耳にして、祖母がどれだけ苦しんでいるのかが伝わってきて、私自身も辛くなった。私はこのような体験をしてから、病に伏す人が死にたいと思ったとき、その苦しみから解放してあげることも一つの医療ではないかと思うようになった。

（N看護大学　O・Hさん）

Ｏ・Ｈさんがおかれた状況は『高瀬舟』と似ています。もちろん、このような場合に安楽死を実行する人はいませんが、「安楽死させてあげたい」という思いがまったくなかったといえば嘘になるでしょう。患者のＱＯＬの点からも安楽死させてあげたほうが良かったかもしれませんが、あくまでも、患者のＳＯＬ（sanctity of life　生命の神聖さ）を重視する立場もあります。天命をまっとうすべきだという立場です。たぶん、Ｏ・Ｈさんの心も、愛する祖母のＱＯＬを重視するか、それともあくまでもＳＯＬを重視して生命至上主義を貫くべきかのはざまで揺れ動いたことでしょう。

このような安楽死論議は人類にとって普遍的な問題でもあるので、ヨーロッパにおいてもギリシャ時代以来しばしば議論されてきましたが、中世のキリスト教思想のもとでは安楽死は議論することさえ禁じられていました。「神によって授かった命に人間が終止符を打つことは罪である」と考えられていたからです（ＳＯＬを徹底的に重視）。ところが、近世になると、イギリスの思想家トマス・モア（1478～1535）は『ユートピア』（一五一六年）のなかで安楽死についてつぎのように述べています。

もし病気が永久に不治であるばかりでなく、絶え間のない猛烈な苦しみを伴うものであれば、司祭と役人と相談のうえ、この病人に向かって、これ以上生きていても人間としての義務を果たせるわけではないし、いたずらに生き恥をさらすことは、他人に対して大きな負担をかけるばかりでなく、自分自身にとっても苦痛に違いない。だから、思い切ってこの苦しい病気と縁を切ったらどうかとすすめる。また、今は生きているということ自体が一つの拷問ではないのか。もしそうなら、死ぬということに対して躊躇することなく、いやむしろ前途に明るい希望をもって、ひと思いに自らの命を絶って業苦の人生を脱するか、それとも他人にその労をとってもらって脱してゆくか、とすすめるのである。

（トマス・モア『ユートピア』一三一頁）

さらに、これに続けて、トマス・モアは「それによって人生の楽しみが少しでも失われるものではなく、むしろただ苦痛を癒されるにすぎないのだから死ぬことは賢い」と述べ、安楽死容認の態度を示しています。そして、それから約一世紀後、やはりイギリス人であるフランシス・ベーコン（1561～1626）も安楽死についてつぎのように述べています。

わたくしは、ただ健康を回復させるだけでなく、痛みと苦しみを軽くすることも医師の職務であると考える。そして、そのような軽減は回復の助けとなるだけでなく、きれいで安楽な死に方をさせる場合にも役立つのである。

（ベーコン『学問の進歩』一九八頁）

ここでベーコンは初めて「安楽死は医師の役割」と明言しています（トマス・モアの場合は安楽死に関する権限が聖職者と役人に委任された）。実際、このころから医師たちによる末期患者に対する安楽死の措置は徐々に増え始めたようですが、それらはいずれも密かに行われていて、決して表面に出ることはありませんでした。安楽死が世界的に社会的問題としておおやけに議論され始めたのは、つぎに述べる「カレン事件」以後のことです。

◆尊厳をもって死ぬこと

一九七五年四月一四日、当時二一歳のアメリカ女性カレン・アン・クインランは友人たちとのパーティーで精神安定剤と睡眠剤をアルコールと一緒に飲み、その直後に昏睡状態に陥りました。結局、カレンは脳に障害を受けたため光・音・痛みなどに反応を示す程度の植物状態になってしまい、人工呼吸器とチューブから送り込まれる流動食によって辛うじて生命を保持しているという状況になりました。そして、身体はだんだん痩せ衰えていき、愛くるしかった顔はゆがみ、正視に耐えないほど変貌した娘を前にして、カトリック信者である彼女の両親は「現代医学による無駄な延命措置を中止してカレンを自然に死なせて神のみもとに帰してほしい」と病院側に訴えました。もちろん、病院側は拒否。当時の社会情勢としては当然のことでした。そこで、両親は「尊厳をもって死ぬ権利」を求めて訴訟を起こしました。裁判は難航しましたが、結局、最高裁が「死を選ぶ権利」を認める判決を出したので両親はカレンの人工呼吸器を取り外しました。その時点でカレンの死を予想していた両親でしたが、実は、カレンは自力呼吸ができる状態だったので、その後も生き続けました。

なぜカレンは死ななかったのでしょう？　カレンは脳死ではなく植物状態だったからです。今では、臓器移植との関係で、脳死と植物状態は明確に区別されていますが、この当時は医療者でさえ両者の区別ができなかったということです（脳死と植物状態の区別については本書の「脳死とは？」の項を参照）。ちなみに、カレンは、その後、九年間生き続けて一九八五年六月に肺炎で亡くなりました。

カレン事件の裁判は、世界で初めて安楽死を正式に認める判決をくだしたという点で非常に画期的な裁判でした。また、この裁判の過程で安楽死という言葉のほかに尊厳死（人間らしい尊厳をもって死ぬことであり消極的安楽死とほぼ同意義に使われることが多い）という言葉が使われ、それ以後、「人間の尊厳」

を守るという立場から安楽死問題を考える風潮が広まっていきました。つまり、人間としての尊厳を保てない状態で長期間にわたって延命することは好ましくないという観点から安楽死問題が論じられるようになったわけです。

それとともに尊厳死運動も起こってきました。「自分が意識不明になって人間としての尊厳を保てなくなった場合は無駄な延命治療はしないように」とあらかじめ自分の意思を文書で示しておく運動です。その場合の文書はリビング・ウィル（living will　生前遺言）と呼ばれ、第三者にもその意思表示をしておきたいと望む人びとのために尊厳死協会やリビング・ウィル協会があります。それらの協会の会員になると、会の責任においてリビング・ウィルが保管され、本人が末期的症状に陥ったときには本人の希望がかなえられるようにある程度の働きかけをしてくれます。

しかし、リビング・ウィルには延命治療の拒否と苦痛の除去以外は盛り込むことができません。そこで、最近ではアドバンス・ディレクティブ（advance directives　事前指示書）というリビング・ウィルよりももっと多くの要望を書き込むことができる文書も出てきました。この文書では、①延命治療の拒否、②苦痛の除去だけではなく、③病名告知、④死に場所、⑤臓器提供、⑥代理人委任などについても自分の意思を表明しておくことができます（リビング・ウィルの場合は①と②だけ）。

◆オランダの安楽死法

世界的に人びとの安楽死に対する関心が高まってくるにつれて「安楽死法をつくったらどうか」という動きも出てきましたが、その作業は難航しました。どんなにもっともらしい理由をつけようとも、安楽死法は「医師による殺人を認めるための法律」であることには間違いなかったからです。また、「神からさずかった命に人間が勝手に終止符をうつことは許されない」という宗教関係者からの反対もありました。

そのような状況のなかで、世界で初めて国家として安楽死法を制定した国があります。それはオランダです。「安楽死法といえばオランダ、オランダといえば安楽死法」といわれるほど、オランダは安楽死法で有名になりましたが、その制定までの過程は決して平坦ではありませんでした。

オランダにおける安楽死合法化運動の発端となった事件は一九七一年に起きました。開業医だったポストマ医師（女性）が、脳溢血の後遺症で苦しみ自殺未遂を繰り返す自分の母親に対して致死量のモルヒネを注射し安楽死させた事件です。ポストマ医師は起訴され有罪判決が下されました（実質的には無罪）。

この事件以来オランダで安楽死合法化に関する議論が活発になった結果、まず、第一段階として、一九九三年に「改正埋葬法」制定。安楽死を行った医師の報告に基づいて地方検察庁が調査したうえで「埋葬許可証」を発行した後に当該医師は検察庁での審議を受け、安楽死手続きに問題がなければ不起訴というルートが確立しました。

なお、検察庁での審査において最も重視されたことは「患者の意思」でした、だから、「患者からの真摯な要請」がないままに安楽死が行われたケースにおいては有罪になる場合も稀にはありましたが、ほとんど無罪でした。

そして、この「埋葬法」による実質的な安楽死容認を追認するような形で、二〇〇一年四月に、世界で初めて、「要請に基づく生命の終焉ならびに自殺幇助法（安楽死法）」が制定されました。ただし、安楽死実行に関してはつぎのような条件が定められています。

(1)　患者が自発的に十分考慮し、安楽死を要請していること
(2)　患者の苦痛が耐え難く、改善の見込みがないこと
(3)　第三者の医師の承諾を得ていること

以上の条件を満たしている安楽死については医師の刑事責任を問わないことになりました（検察庁への書類送検なし）。

ここで、安楽死容認のための条件をよく検討してみてください。「患者が末期的病気にかかっていること」と「患者が不治の病におかされていること」という項目がありません。ということは、オランダでは必ずしも患者が末期的な不治の病でなくても患者自身の安楽死に対する意思が固ければ安楽死が許可されるということになります。また、二番目の条件にある「患者の苦痛」のなかには精神的苦痛も含まれ、そのなかには不安・恐怖・空虚感・絶望感・孤独感・抑うつ・悲哀感などの心理的苦痛も含まれています。

したがって、極端な例をあげれば、自殺願望の人でも許可される場合があることになります。実際、安楽死法で精神的苦痛が認められるきっかけとなったシャボット事件（一九九四年）の患者は五〇歳。夫と離婚後、生きる希望であった二人の息子を相次いで亡くしたためずっと自殺願望を抱き続けてい

た女性でした。シャボット医師がこの女性の要望にこたえて致死薬を渡したため「自殺幇助罪」で起訴されました（実質無罪の判決）。このような経過もあって、オランダでは、現在も、精神的苦痛を根拠とした安楽死が認められています。反対に、ペイン・クリニックが世界で最も進んでいるというオランダでは肉体的苦痛の軽減のためだけに行われる安楽死はごく少数であるといわれています（平山正実「精神障害者に対するケアとターミナル・ケア」『心と社会』三四巻四号）。

もちろん、すべてのケースにおいて、①あくまでも当事者の自発的要請があること、②熟慮した結果であること、③持続性があること、④受容できない苦痛を伴うこと、⑤担当医以外の最低一人の医師の診断と同意が必要であることなどの条件がつけられていますが、それにしても日本では考えられないほど安楽死の対象者が広範囲にわたっています。また、その対象年齢も一二歳以上です（ただし一六歳未満の場合は親権者の同意が必要）。なお、隣国のベルギーでも、オランダでの安楽死法制定の翌年（二〇〇二年五月）に安楽死法を制定。その対象年齢は一八歳以上とされました。

その後、オランダ・ベルギーに続いてルクセンブルグでも安楽死法が制定されました（二〇〇七年）。したがって、国家として安楽死法を制定している国はオランダ・ベルギー・ルクセンブルグです（ベネルクス三国）。しかし、アメリカのオレゴン州には「尊厳死法」があります（一九九七年）。ただし、安楽死対象者は二人の医師が余命半年以内と診断した末期患者に限定され、本人の意思の確認という条件つきでの投薬による自殺幇助に限定されています。そして、二〇〇四年六月までに約一七〇人の患者に適用されたということですが、この法律を廃止しようとする連邦政府と存続を希望するオレゴン州との間で裁判上の争いが続いています。

◆日本の安楽死事件

日本では薬剤などを用いて患者を死亡させるような積極的安楽死は全面的に禁止されています。したがって、安楽死の措置をした医師は殺人罪で起訴され、有罪になる場合があります。有名な安楽死事件としては東海大安楽死事件（一九九一年）があります。患者の苦しむ姿をみるにみかねた家族から「本人を楽にしてやってくれ」と懇願された医師（東海大医学部付属病院）が独断で薬剤を注射して患者を死亡させた事件ですが、この事件に対する判決も「懲役二年・執行猶予三年」という有罪判決でした。そして、この判決で、横浜地裁は、積極的安楽死が許容される要件として、①患者に耐え難い肉体的苦痛がある、②患者の死が避けられず死期が迫っている、③苦痛を除くための方法を尽くし、代替手段がない、④患者本人が安楽死を望む意思表示をしているという四要件を提示しました。

ここで、四要件の順番に注意してみてください。「肉体的苦痛」「死期の切迫」「苦痛除去手段なし」などという身体的条件が前面に出ていることに気づくことでしょう。そして、「患者本人の意思」は四番目に追いやられています。オランダで「患者本人の意思」が最も重視されているのとは対照的です。

そもそも、この事件の場合、最初から最後まで本人の意思が明確ではありません。家族に懇願されて医師の独断で安楽死が実行され、裁判の過程でも「家族からの懇願の有無」や「患者本人の身体状況」が争点となりました。その意味では、この事件は「ターミナル・ケアにおいては本人の意思よりも家族の意思が重視されがちである」という日本的特徴がはっきりと表れていた事件であったともいえましょう。

さらに、日本では、つぎの例のように、実際の臨床の場においては患者の家族にも知らせることなく医療者の手によって「安楽死」が行われる場合もあります。

私は、地方病院のＩＣＵで勤務していた。交通事故などにより受傷してＩＣＵに入室してきた時にはすでに死が近い患者が多く入室してきた。そういった患者は見るも無残な姿の方も少なくなく、急性期治療もやりつくした後は点滴治療や人工呼吸器などの生命維持装置をつけているだけの延命治療となる。こうなると死期が近いか遠いかの差だけになり、改善の見込みのない患者に対して延々と続けられる治療は家族にとっても本人にとっても辛い状況になる。何よりも全身の浮腫などの身体的変化は、元気でいたころの姿とはかけ離れているだけに家族にとっても辛い。こうした状況になると、医師は家族に対して、もう長くない状況であると説明しつつ、呼吸器の設定を悪い条件にしたり、昇圧剤の量を減らしたりして患者を死に向かわせる。当然、家族はこういった処置の内容を知ることはなく、急変したとしても医師から受けた説明通りに病状変化と解釈している。実際に昇圧剤の量を調節する処置を指示通りに行っている私は自分の手の中で人の命を握っているような感じがした。患者や家族のためには良いと思われていることと思っていても、悪いことをしているようで、そんな自分が嫌になったことがあった。こういった臨床での経験が、私が安楽死に対して疑問をもつきっかけとなっている。（Ｎ看護大学　Ｈ・Ｙさん）

Ｈ・Ｙさんが経験してきた安楽死は「消極的安楽死」に属するものです。積極的に薬剤などを注入するわけではないからです。Ｈ・Ｙさんはこのような経験を積み重ねるうちに、そういう処置をしている自分が嫌になってしまったと述懐しています。そして、安楽死に対して疑問をもつようになったそうですが、このように、患者や患者家族には秘密にしながらこっそりと安楽死を行うような光景は、安楽死法の有無とは関係なく医療現場で昔から行われているようです。これは日本だけに限ったことではありませんが、少なくともオランダではこういう光景は極端に少なくなっていることでしょう。

◆安楽死と功利主義

日本とオランダでは安楽死をめぐる状況も大きく異なっているようですが、実は、安楽死には、もう一つの別な側面もあります。それは功利主義的考え方です。功利主義とは一九世紀のイギリスの哲学者ベンサム（1748〜1832）が創始した考え方です。彼は「最大多数の最大幸福」を唱え、人間の幸福は、どれだけ快楽を得ているかにあるとして、快楽をプラス、苦痛をマイナスとして、快楽計算をし、できるだけ幸福（快楽）を増進させようとする生き方を提唱しました（彼の計算のなかには客観的に測定することができない精神的快楽は含まれていない）。功利主義的考え方からみれば、患者が若くて将来が有望な青年である場合は何とかして安楽死は避けたいと思うでしょうが、老人や身障者（とくに重度障害新生児）などの場合は積極的治療を行わないで徐々に安楽死させたほうがいいことになります。社会的弱者（老人や障害者）は生きながらえても社会全体の幸福（快楽）の増進のために貢献できる度合いが低いからです。

この功利主義的考え方が強力に作用すれば、社会からの無言の圧力によって社会的弱者が自分の意思とは裏腹の「尊厳死宣言」をしなければならないケースも出てきます。自分はもっと生きていたいけれども、周囲への迷惑や医療費のことなどを考えて仕方なく尊厳死宣言に署名をしてしまう場合です。とくに医療費が高い国では社会的弱者切り捨てが危惧されています。

このように、生命に序列をつけることは恐ろしい結果を招く場合があります。歴史的にみても、ナチス・ドイツにおいて、この功利主義と優生思想とが結び付き、心身に障害のある者、社会的に役立たない者（体の不自由な老人、異常児、精神病者など）の安楽死が公然と行われた時期がありました。第二次大戦中には、これらの思想にゲルマン民族の純血思想が加わった結果、おびただしい数のユダヤ人、ポーランド人、ジプシーなどが安楽死の対象となったのです。ナチスが行った安楽死は異常な状況下で起こったもので、通常の状況ではとても考えられないことだと主張する人もあるでしょうが、しかし、前述の「生命の序列化」の根底には、どこかナチス思想に通じるところがあるように思えます。

森鷗外『高瀬舟』小学館文庫　二〇〇〇年
トマス・モア著　平井正穂訳『ユートピア』岩波書店　一九九四年
フランシス・ベーコン著　服部英次郎訳『学問の進歩』岩波書店　一九八三年

第二節　臓器移植

◆脳死とは？

臓器移植には三種類あります。「生体臓器移植」と「心臓死臓器移植」と「脳死臓器移植」です（以後はそれぞれ「生体移植」「心臓死移植」「脳死移植」とする）。生体移植は生きている人から腎臓や肝臓の一部を移植すること。「心臓死移植」は心停止後の移植。「脳死移植」は心停止前の脳死段階での移植です。

心臓死移植と脳死移植とでは臓器摘出の時期が違うわけですが、臓器提供を受ける側としては脳死移植を希望する場合が圧倒的に多いようです。その理由は、①心停止後の移植では移植可能臓器が限定されてしまうこと、②移植の成功率が低くなることなどです。

したがって、世界の臓器移植の主流も脳死移植になっています。しかし、そもそも「脳死」って何でしょうか？　いつごろから「脳死」という「新しい死」が登場したのでしょうか？

「脳死」は一九六〇年前後ごろから出てきた新しい形の「死」です。それまでの「死」は「心停止」でした。人間は心臓が止まると死ぬのです。これは当たり前のことでした。ずっと長い間、人類にとっては「死＝心臓死」でした。ところが「脳死」は違います。「脳死」とは「脳は死んでいるけれど心臓はまだ動いている状態」です。だから、「脳死＝死」と考えた場合には、心臓はまだ動いているのにもかかわらずその人は死んでいることになります。

「そんなことってあるのだろうか?」と驚かないでください。実際にあるのです。その「新しい死」は人工呼吸器という新しい機械とともに登場してきました。精神科医であり作家でもある加賀乙彦氏は、初めて脳死患者をみたときの驚きと困惑についてつぎのように述懐しています。

脳死者に私が初めて出会ったのは一九六〇年だった。ある日、私の担当患者の様態が急変し、ついに呼吸停止した。私は患者にまたがって自分の手と体重を使って人工呼吸を行った。そこにアメリカ留学から帰ったばかりの若い医師が来て、人工呼吸器をつけたらどうかと提案した。咽頭を切開してチューブを挿入し、大きな人工呼吸器が運びこまれた。それから一週間、患者は電動装置によって呼吸を続けた。

患者は脳炎であり、呼吸停止をおこした時点で、すでに延髄の呼吸中枢がおかされていた。いままでの医学の常識からすれば、その時点で家族に死を告げたはずであった。それが人工呼吸器によって強制呼吸をすれば心臓が動き続けるという新しい現象が始まった。患者の危篤を知らされて遠隔地から来た親戚の一人から、いかにもうんざりとした表情で、「先生、こうやっていると生き返るんですか」と質問されて私は絶句した。

（加賀乙彦『脳死と臓器移植を考える』三五六—三五七頁）

一九六〇年ころには日本の医師のほとんどは「脳死患者」をみたことはありませんでした。加賀医師も同様でした。彼は、それまでの慣例に従って患者にまたがって人工呼吸をほどこしていました。それは、ほとんど儀式的な蘇生処置にすぎなかったのですが、家族はその様子を眺めながら近づく肉親の死を実感していたようです。そして、やがて、医師は呼吸停止・心停止・瞳孔散大という「死の三徴候」を確認。家族にも「臨終」が告げられます。これが、それまでずっと続いてきた死亡確認までのストーリーでした。

ところがそこに現れたのがアメリカ帰りの若い医師。やおら、人工呼吸器を病室にもち込んできました。そして一週間にわたる強制的な呼吸。この患者の場合、すでに延髄の呼吸中枢がおかされていたので自発呼吸は不可能だったのですが、人工呼吸器によって強制的に酸素が補給されているために呼吸を持続することができました。「脳は死んでいるけれども他の臓器は生きている」という状態になったのです。つまり「脳死」です。一見すると植物状態のように思えますが、脳死と植物状態との間にはつぎのような大きな違いがあります。

脳　死　脳幹あるいは脳全体が機能を停止しているが、人工呼吸器で強制的に肺に酸素を送り込むことによって呼吸を維持するとともに心臓も動かしている状態。

植物状態　人工呼吸器を使わなくても自力で呼吸していて、胃腸も働いているが、他からの呼びかけや刺激に対してほとんど反応しない状態が三ケ月から半年以上続いている状態。

つまり、植物状態とは最低の生命維持は自力でできるが、いわゆる人間らしい機能（思考力、感情表現など）は働いていない状態。脳死は生命維持機能（呼吸・排泄機能など）まで失った状態ということです。植物状態の場合では大脳（思考などをつかさどる）は破壊されていますが、生命維持中枢が集まっている脳幹部（中脳・橋・延髄）はほとんど破壊されていません（図3）。チューブで栄養を補給し続ければ、何年も生き延びることができます。前述のカレンさんの場合は一〇年も生き続けました。したがって臓器移植の対象にもなりません。

これに対して、脳死では生命を維持していくうえで不可欠な脳幹部が破壊されているので、脳幹機能停止とともに大脳などの機能も停止。やがて全脳死になるとされています。しかも、脳神経細胞は再生することはないので脳死になった患者が再び回復することは期待できません。植物状態の患者はケア次第でもとに戻ることも考えられますが、脳死は絶対にもとに戻ることはないとされています。植物状態が可逆性であるのに対して脳死は不可逆性であるということです（しかし、一九八〇年代後半ごろから「脳死の不可逆性」を否定するような臨床例も出始め、さらに脳低温療法によって従来の脳死状態から生還する患者も現れている）。

そこで、脳死の段階で人工呼吸器をつけて臓器の状態を良好に保つ処置をとれば、それらの臓器を他人に移植することができます（脳死移植）。脳は死んでいるけれども他の臓器はまだ生きているので移植が可能になるわけです。とくに、心臓・肺・肝臓・小腸などは

図 3　植物状態と脳死

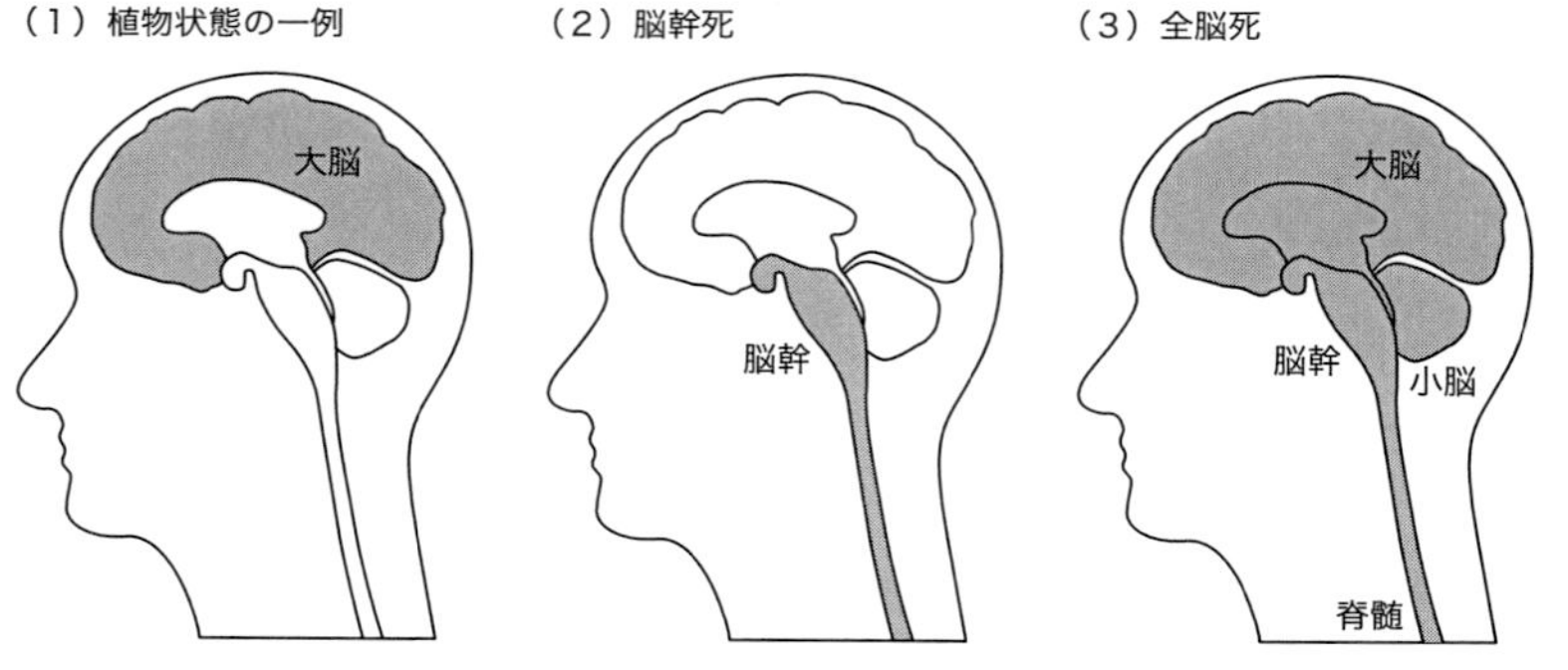

植物状態の場合は脳幹機能が残存しているが、
脳死の場合は脳幹死からやがて全脳死になるとされている。

心臓死後の移植が困難です。だから、これらの臓器の移植を必要としていた患者にとって人工呼吸器は「救いの神」となりました（腎臓やすい臓は心臓死後でも移植可能）。

◆脳死移植

人工呼吸器のおかげで脳死移植ができるようになったことは、臓器提供を受ける人（レシピエント）にとっては有難いことかもしれませんが、臓器の提供者（ドナー）の家族にとってはとても辛い選択です。家族にとっては、まず、最初の段階として脳死という事実を受け入れること自体が非常に困難なことです。

一九八五年三月、杉本健郎医師の長男・剛亮《ごうすけ》くん（当時六歳）も交通事故で運び込まれた病院で脳死宣告を受けましたが、人工呼吸器によって規則的に呼吸している剛亮くんの身体はまだ温かく、血色もいいので、とても死んでいるようには思えませんでした。

とくに、剛亮くんの姉であった千尋さん（当時九歳）には理解不可能なことだったのでしょう。彼女は弟が脳死宣告を受けた日につぎのような日記を書いています。

剛亮がかわいそうで涙ばかり出ます。
このまま死ぬほうに向かわないで生きるほうに向かってほしい。
剛亮がんばりな。絶対生きや。
ぬいぐるみの好きな剛亮。甘えん坊の剛亮。
はよ、元気に生き返ってな。

こんな機械はずして自分で息するようにしいや。
がんばりな。剛亮くん、生き返りな。
絶対にな。

（一九八七年三月一六日放映ＮＨＫ特集「剛亮生きてや」より）

千尋さんの悲痛な叫び声が今にも聞こえてきそうな日記です。「脳死」は「見えない死」といわれているように外見的にはとても死んでいるようには思えません。とくに幼い姉にとっては弟の死を受け入れることなど絶対にできません。

父親も心情的には息子の死を受け入れることができませんでしたが、医師である父親は事故から四日目に剛亮くんの死を認めようとします。医師の目からみると剛亮くんが数日後には心臓死にいたることは明らかだったからです。そこで、杉本医師は「剛亮がこのまま灰になって消えてしまうのがあまりにもかわいそうだ。何か残せるものはないだろうか」とさんざん考えぬいた末に心臓死後の腎臓移植を決意しました。つぎは腎臓摘出手術の一部始終を父親の立場から観察した手記です。

手術台には剛亮が裸で寝ていた。私は剛亮の頭のてっぺんから足のつま先までゆっくりと見渡してみる。体の色はいつもと変わらない。体の中心にあるオチンチンだけが「まだ生きてるぞ！」と言わんばかりに精一杯そそりたっている。剛亮自慢のオチンチンだ。毎朝、ピーンと張りつめていて、おしっこをする時、コントロールできずに横っちょへ飛ばしていたオチンチンだ。午後六時五五分、「それでは！」の合図で呼吸器が外される。全員の目がモニターに集まっている。脈拍が少しずつ減ってくる。医師たちは、ただ心拍数が減っていくのを待ちながら見入っているのである。「最後のチャンスだ。息をしてごらんよ」と私は心の中で叫んだが、剛亮は微動だにしない。顔がだんだん土色になってきた。まさに「死」の色になってきた。「目に見えない死」が「目に見える死」になった。「器械をはずしてから五分か一〇分で心臓は止まるでしょう」との医師の説明とは裏腹に二五分すぎても止まらない。おそらく医師たちは、一刻も早く心停止がきてほしいと考えているだろう。仕方のないことなのに無性に腹が立ってくる。午後七時二九分。消えかかる脈拍を見ながら無言のうちに「やろう！」という合意が成立。この一瞬が死亡時刻になるのであろうか。後は普通の腹部手術と同じ。腎臓を取り出し、冷えた灌流液を次から次へと流し込む単純な作業である。

腎臓を二つあげてしまった剛亮。帰りは、真っ白いシーツを頭まで被せて、ストレッチャーに乗せていく。六歳一〇ヶ月、体重一八キロの小さな少年。ストレッチャーの上にはほとんど存在感がない。

約三〇分間の検死の後に、病院の玄関に寝台車が着いた。四日間におよぶ一家の闘いは終わり、一家三人とそして心の中の剛亮との家族四人の新しい日常が始まった。

（杉本健郎『子どもの脳死・移植』七二―七五頁）

呆然として息子の体から腎臓が摘出される様子を手術室の片隅で見つめている杉本医師。最後の最後まで奇跡を願って「最後のチャンスだ。息をしてごらんよ」と息子に呼びかける父。心停止の時刻を待っている医師たちに対して腹立たしさをおぼえる父。どの場面にも一人の父親としての感情が吐露されています。

通常、私たちは、「心臓死移植」の場合は自然に心臓が停止する直前まで人工呼吸器が使われていると思いがちですが、実際の移植現場ではそうではないようです。レシピエントへの移植がスムーズにいくためには手術室において医師の手によって故意に人工呼吸器が抜かれるということです。杉本医師は特別に入室が許可されましたが、一般の人びとの場合は手術室でどのようなことが行われているか確かめることはできないでしょう。杉本医師のように、人工呼吸器抜去後に万感の思いを込めて「最後のチャンスだ。息をしてごらんよ」と息子に呼びかけることもできないわけです。

したがって、臓器提供を申し出るということは、心の通い合った「別れ」をあきらめるということにもなります。しかし、それでも、臓器を提供する人びとがいます。なぜ提供するのでしょうか。それは、多くの場合、「せめて臓器だけでも誰かのなかで生き続けてほしい」と願うからです（とくに日本の場合）。その意味では、臓器提供は残される身内が癒されるための行為であるともいえます。

杉本医師も、「親の勝手な判断で脳死状態に早々と終止符をうち、心停止状態をつくりだし、おまけに体から腎臓を二つ取り出したことが剛亮本人が望んだ行為であったのか」と悩んでいます。また、「剛亮が生きた証として誰かに腎臓を提供しよう」という思いからの腎臓提供は単に親の自己満足にすぎなかったのかもしれないとも思っています（杉本健郎『子どもの脳死・移植』一一一―一一二頁）。

でも、とにかく、このようにして剛亮くんの二つの腎臓は一〇代と三〇代の男性に移植されましたが、一人は手術後まもなく死亡。もう一人は健在であることがわかりました（一九八七年三月の時点で）。この事実に対して杉本医師は「一人だけでも健在であることがわかってまずはホッとした。子どもの命の再生とまでは思わないが、剛亮の肉体の一部が、まだ他の人の体の中で生き続けていることはやはり救いである」と述べています（杉本健郎『子どもの脳死・移植』八九頁）。

一般的に臓器提供した日本人の家族は提供を決意するときに「命の継承」に力点をおくようです。その点、欧米で「愛の行為としての臓器提供」という側面が強く打ち出されている状況とは少し違っています。

また、このケースにおいては家族が自主的に臓器提供を申し出ましたが、ほとんどの場合は医師や移植コーディネーターから家族に対して臓器提供の話がもちかけられます（脳死移植の場合は本人の事前の意思表示が必要）。そのような場合は家族の心は複雑に揺れ動きます。突然の事故や病気で気持ちが動転しているところに臓器移植の話を切り出された家族は、心の整理もつかないまま、「ほんとうに脳死になっているのだろうか？」、「ほんとうにもう助からないのだろうか？」、「もしかすると奇跡でも起こるのでは？」、「臓器を取られても無事に成仏できるのだろうか？」などというさまざまな思いが心のなかで交錯することでしょう。

とくに、医師たちの脳死判定がほんとうに正しいのかどうかについては医師の診断を信用するしかないのですが、この点について疑問の残る手術が行われたことがありました。

それは一九六八年に札幌医大の和田教授によって行われた心臓移植手術です。この移植手術では臓器提供者（海水浴中に溺れた大学生）がほんとうに脳死状態であったかどうか、移植を受けた患者（心臓弁膜症の高校生）はほんとうに移植が必要だったのかという点で多くの疑問点が噴出しました（高校生は移植後八三日目に死亡）。それにもかかわらず、和田教授は証拠不十分のため告訴されませんでした。

日本最初の脳死移植がこのような強引な形で行われたため、その後の移植に関して国民の不信感が強まってきたことは明らかです。そのため、移植関係者の間ではこの事件は「和田ショック」とも呼ばれ、日本における脳死移植の普及を阻む要因の一つとされています。

しかし、脳死移植の論理そのものは明快です。一方に拡張型心筋症・先天性胆道閉鎖症・重度の腎不全など臓器移植以外に助かる道のない患者がいて、もう一方には脳死患者（脳は死んでいるけれども内臓は生きている患者）がいる。そこで、一人の脳死者の臓器をそれらの患者に移植すれば、一人の生命が終わることによって複数の生命を救うことができるということです。

もっとも、すべての臓器移植が成功するわけではありません。臓器移植をしても失敗する場合もあります。また、長期間の生存は望めない状態になることもあります。そういうことを覚悟のうえで、なお、多くの人びとが臓器移植を熱望しています。一九八三年にイギリスで肝臓移植を受けた平井国夫医師（一九八八年に脳内出血で死亡）もそのような患者の一人でした。

私自身、移植前に約一年半ベッドに縛りつけられ、風呂にも入れず、トイレにも行けない生活を送りましたが、はたしてそれが人間らしい生活といえるでしょうか。そのような生活を何年続けても、人間として幸福とはいえないと私は思うのです。現在は移植を受けて八ヶ月経ちますが、行動上何の制約も受けていませんし、食事制限もありません。充実した生活を送り、日々健康であることの喜びを感じています。このように臓器移植には生命の充足が得られるのです。百歩譲ってその時期が短期間であったとしても、健康感覚、社会生活の充実感には格段の差があります。だから、たとえ助かる見込みが一％しかないといわれても、それに賭けたいという人がいれば、責任をもって手術をしてあげるのが医師の務めだと思うのです。

（中山太郎編著『脳死と臓器移植』八七—九一頁）

不治の病におかされている人の辛さはそれを体験した人でなければわかりません。「たとえ一％の確率であっても移植手術に賭けたい。短期間でもいいから充実した生活をしたい」という患者の気持ちは誰も無視することはできないでしょう。しかし、日本の現状ではほとんどの人びとはこの望みをかなえることができないので多数の人が平井医師のように海外で移植手術を受けています。

表2　欧米と日本における臓器移植数の比較（2000年）

	心　臓	肝　臓	腎　臓
アメリカ	2,198件	4,954件	13,372件
フランス	328	806	1,840
イギリス	217	709	1,487
ユーロ諸国	623	1,168	3,145
日　本	3	320	746

出典：以下の各組織の調査・発表による
UNOS（United Network for Organ Sharing）
Etablissement francais des Greffes（フランス）
UKTSSA（United Kingdom Transplant Support Service Academy）
Eurotransplant（オーストリア，ベルギー，ルクセンブルグ，オランダ，ドイツ，2000年からスロベニア）
第7回アジア移植学会

たしかに臓器移植手術は欧米では日常医療のなかにすっかり定着しています（表2）。それでもなおどこの国でもドナー不足は深刻です。そのような状況の中に日本人が割り込むことは好ましくないことは明らかです。

それにしても、どうして欧米では臓器移植件数が多いのでしょうか。つぎに、欧米における臓器移植の思想的背景について考えてみましょう。

◆心身二元論

欧米の臓器移植の思想的背景としては心身二元論とプラグマティズムがあげられます。まず心身二元論についてみてみましょう。

心身二元論の基本的枠組みをつくった人はフランスの哲学者デカルト（1596〜1650）です。デカルトは、変わらない実体は二つあると考えました。一つは物体であり、一つは精神です。両者ともたしかに存在しています。では、物体と精神のうちどちらがより確かな存在なのでしょう。通常、私たちは「物体」と答えるでしょう。物体は私たちの目と手で確認できる存在だからです。でもデカルトは違いました。「精神」のほうがより確かな存在であるとしたのです。この点がデカルト思想の特徴です。

あの有名な「我思う、ゆえに我あり」という言葉に象徴されるように、彼は物体よりも精神を重視しました。「人間が考えることができるという事実」こそが一番確実なことであると考えたからです。その意味では、人間は精神的存在（心理性的存在）であり、決して肉体的存在ではないのです。人間の身体は単なる物体。身体は精神を容れるための器にすぎません。それは神によって精巧に仕組まれた機械のようなものです（人間機械論）。そうすると、その精巧な機械の部品（臓器）が壊れたら、まだ壊れていない部品と交換すればいいことになります。その交換作業が臓器移植です。臓器移植すれば機械は再稼動します。

デカルトにおける心身二元論のもう一つの特徴は「脳に対する考え方」です。デカルトは精神と肉体を全く別のものと考えたのですが、しかし、現実の人間を観察するとどうしても精神と肉体を全く切り離して考えることができないというジレンマに陥ってしまいました。たとえば、精神的悩みがあると食欲がなくなり、胃が痛くなるのはどうしてでしょう。それは心身二元論では説明できません。そこで、精神と肉体をつなぐ中継点のようなものが必要になりました。そして、考えぬいたすえにデカルトが目をつけたのが脳髄の中央にある松果腺《しょうかせん》でした。この松果腺を精神と肉体の中継点にしようとしたのです。その理由は、脳髄の他の部分はすべて対《つい》をなしているのに対して松果腺はただ一つしかないからです。デカルトは「この事実こそ松果腺がすべての心的現象を合一するのにふさわしい場所であることの証明だ」と考えたようです。

デカルトの松果腺仮説は、科学の発達とともに、もろくも崩れてしまいましたが、デカルトが人間の精神作用と関係の深い場所として脳の一部を選んだこと自体はヨーロッパ人らしい発想法です。「ヨーロッパ人は人間の精神活動の源は脳にある」と考えるからです。脳が死んだら人間としての価値が失われてしまいます。したがって、脳死＝死という考え方に対して欧米人は日本人ほどには抵抗を感じないようです。

◆プラグマティズム

臓器移植を支えているもう一つの考え方はプラグマティズムです。プラグマティズムは一九世紀後半にアメリカを中心として起こった思想です。そもそも「プラグマ」とはギリシャ語で「行動」の意味であることからもわかるように、プラグマティズムにおいては観念的な絶対的真理というものにはあまり目が向けられません。一つの命題が真理であるかどうかは、その命題を実行してみた結果によって判断します。自然科学において実験結果を確かめながら事実を検証していくように、プラグマティズムにおいても行動によって命題の真偽を確かめるという思考法をとるわけです。そして、どのような場合においても社会全体の視点からみた場合の幸福の増進を重要な判断基準にします。

実際、アメリカの医師たちも「まず行動あり」という考え方で臓器移植を推進してきました。移植技術の未熟なころには多くの失敗を繰り返していましたが、それでも、成功例を世間に広くアピールし、「この元気になった患者を見てください」と訴えかけました。とにかく実績を積み上げ、世間に移植の長所をアピールするということです。その点では、アメリカの医師にとっては、日本の医師たちが和田移植などという過去の一事件のことをいつまでも気にしている姿は理解できないかもしれません。

◆遺体に対するこだわり

日本で臓器移植がなかなか進まない原因として「遺体に対するこだわり」もあげられます。多くの欧米人が信仰しているキリスト教では魂と肉体をはっきりと分けて考えます（デカルトの心身二元論もキリスト教の影響を受けている）。そのため「遺体」は「死体」にすぎません。特別に「遺体」などという呼び方をする必要はないのです。「死体」は魂の宿っていない「物体」にすぎないからです。

患者が亡くなった場合にも、日本の看護師は遺体を非常に丁寧に扱い、心を込めて死に化粧をほどこします（エンゼルケア）。しかし、アメリカでは死体処理は看護助手の仕事だそうです。つまり、看護師の仕事ではないということです。そのやり方も日本と比べればかなり乱暴です。つぎの例は、ある看護師がコロンビア・プレスビテリアン・メディカルセンターで目にした遺体処理の現場です（一九六九年）。

オーダリー（男性看護助手）は遺体運搬用の輸送車を部屋に運んできた。遺体の上に掛けてある毛布とシーツをバサーッ、バサーッと、これ見よがしに剝ぎ、素っ裸にした。冷たいステンレスの輸送車に大きなビニールを敷き、すぐさま遺体を移そうとした。死亡した話を聞いた黒人の女性看護助手が二人入ってきた。彼女らは特別に何をするわけでもない。手を貸す素振りも全くない。少しでも触れるのは汚いといわぬばかりの態度だ。腕を組んだり、両手を腰にあて、オーダリーの処置を見ているだけ。口ではガムをクチャクチャさせながら、亡くなったばかりの遺体の前で、大声で二人はしゃべり、オーダリーにも話しかける。「きのう、近くの店でセーターを買ったの」「娘がね、風邪で寝込んじゃって……」とか、その会話内容と態度は、そこに遺体があるとは思えない、不謹慎きわまりないものであった。人間の死をいかに考えているのであろうか。黒人オーダリーはいった。「死んだ人は物体と同じだ。汚い物として扱うべきではないか」と、なんと淋しい言葉だろう。それを聞いて、私は悲しくなった。あまりにも味気ないセリフである。

（長浜晴子『アメリカ看護に学ぶ』一八〇―一八三頁）

黒人オーダリーの「死んだ人は物体と同じだ。汚い物として扱うべきではないか」という発言は日本では絶対に聞くことのできない言葉です。そういう言葉を悪びれもしないで口に出す点に文化の差が現れています。著者である長浜さんは日本人看護師ですから、肛門から腸内容物が流れ出て、口腔からも血液があふれている患者を放置しておくことはできませんでした。そこで、それらを排泄させた後に身体を拭き遺体をきれいに整えてから輸送車に移したそうですが、それを見ていた主任とオーダリーは怪訝な顔つきをして、長浜さんに対して、「アメリカでの遺体の処置は身体を拭かず、腸内容物や胃内容物も排泄させず、綿を肛門に詰めることもしない」といったそうです（欧米諸国では専門業者によってエンバーミングという死体処理が施されるが、これは日本におけるエンゼルケアとは主旨が異なっている)。

このような死後の処置に関する日米の相違は「遺体に魂が宿っているように考える日本人」と「死体は物質と考えるアメリカ人」との違いと解釈してもいいでしょう。そして、その違いは死後の処置ばかりでなく、日米の「あの世」観の違いにも現れています。

日本人に古来より伝わっている「あの世」観は欧米人とは違っています。日本人にとって「あの世」は「この世」と似たりよったりの世界です。キリスト教のように「あの世」と「この世」との間に大きな仕切りはありません。「あの世」と「この世」との間にはお盆やお彼岸などの行事を通して交流があります。あの世のご先祖様が自分たちを守ってくださるという信念も根強く残っています。したがって、日本人は遺体そのものに非常にこだわる国民なのです。

こういう国民性は航空機事故のときの日本人の取る行動にも現れていました。一九九三年に大韓航空機がソ連（現在のロシア）の戦闘機に撃墜されたとき、アメリカ人はいち早く身内の死を認めて慰霊祭を行おうとしましたが、日本人は最後まで遺体の確認にこだわって合同慰霊祭を拒否し続けました。また、一九八五年に日本航空のジャンボ機が群馬山中に墜落したとき、炎暑のなかを血眼になって身内の遺体や遺品を捜しまわる遺族の姿は外国人記者には理解できなかったそうです。

このように日本人の遺体に対するこだわりはしっかりと心の深部にまで根づいているので、日本人は五体満足で「あの世」に送り出すことに固執している面があります。「〇〇ちゃんの腎臓を提供したら〇〇ちゃんはあの世でオシッコがでなくて困るのではないか」というような発想法をとるわけです。

◆日本における臓器移植

日本での臓器移植法成立は、欧米に大きく後れをとることになりましたが、一九九七年一〇月、脳死者からの臓器移植を認める法律である臓器移植法が成立しました。しかしその内容はかなり厳しい条件がつけられたものでした。具体的には①本人（一五歳以上）が臓器提供の意思を文書で表明していること、②家族の承諾があること、③複数の医師による脳死判定が実施されていることなどです。したがって、臓器移植法制定以来の脳死移植件数は八一件にすぎませんでした（二〇〇九年七月現在）。また、一五歳未満の人から移植することはできないので、子どもへの心臓移植は不可能でした。子どもと大人では心臓のサイズが違うからです。そのため、重い心臓病の子どもが移植を希望した場合は外国人のドナーに頼るしかありませんでした。このような状況を打開するために、二〇〇九年七月に改正臓器移植法が成立しました（施行開始は一年後。ただし、改正法に新しく盛り込まれた親族への優先提供は半年後から実施）。改正法の最大の特徴は①臓器提供者の年齢制限の撤廃、②本人による意思表示がなくても家族の承諾だけで提供可能としたことです。

改正臓器移植法の制定によって国内での脳死移植数は確実に増加するとともに、二〇一一年四月には国内初の子どもからの心臓移植が行われました（肺・肝臓・腎臓・すい臓も移植された）。

「脳死」に関しては、以前の臓器移植法では「臓器提供の場合に限って脳死を人の死とする」と定められていましたが、改正法においては「脳死＝死」が前提となっています。しかし、脳死移植が日常的な医療行為になっている欧米とは異なって、日本人のなかには「脳死＝死」とすることに対して抵抗を感じる人々も多いようです。

それに対して、日本は生体移植の件数は世界でもトップクラスです。生体移植とは両親・兄弟姉妹などの腎臓（二つのうちの片方）や肝臓（一部分）を患者に移植するものです（肝臓は再生能力があるので移植者の肝臓はやがて大きさも機能も元に戻る）。たとえば、重症の腎不全の息子のために母親の腎臓を移植する場合や肝硬変の父親のために息子の肝臓を移植する場合などが考えられます。

このような生体移植においては①健康な人の体にメスを入れること、②他人から臓器をもらうのではなく身内の臓器を移植したらどうかという精神的圧力がかかること等の倫理的問題点が指摘されています。しかし、それでも日本では数多くの生体移植が行われています。

とくに腎移植はかなり広範に行われています。なぜなら、移植した腎臓の働きが悪ければ再び腎透析を行うことができるという利点があるからです。これに対して、肝移植の場合は移植された肝臓の状態が悪化した患者は非常に厳しい状態におかれます。そのため腎移植ほどには普及していません。

いずれにしても身内による生体移植は家族愛に根ざしていることだけは間違いありません。そして、日本では生体移植がしばしば美談として報じられています。家族のために自分を犠牲にすることは日本的美意識に合致する点があるのでしょう。しかし、このような日本的報道は欧米の人々には不思議な光景としてうつっているようです。日本は「家族単位」でものごとを考える傾向があるのに対して、欧米思想の根本はあくまでも「個人」が重視されるということです。その傾向が生体移植の現状にも反映されているのでしょう。ただし、最近は、ドナー不足の影響から欧米でもだんだん生体移植が増加する傾向があります。

◆ドナー不足の果てに

一方に脳死を宣告された患者がいて、本人も家族も移植を希望している状況があり、もう一方で移植でしか助からない患者がいる。そこで、脳死患者の臓器を移植すると「命のリレー」が成立する。

図4　臓器提供意思表示カード

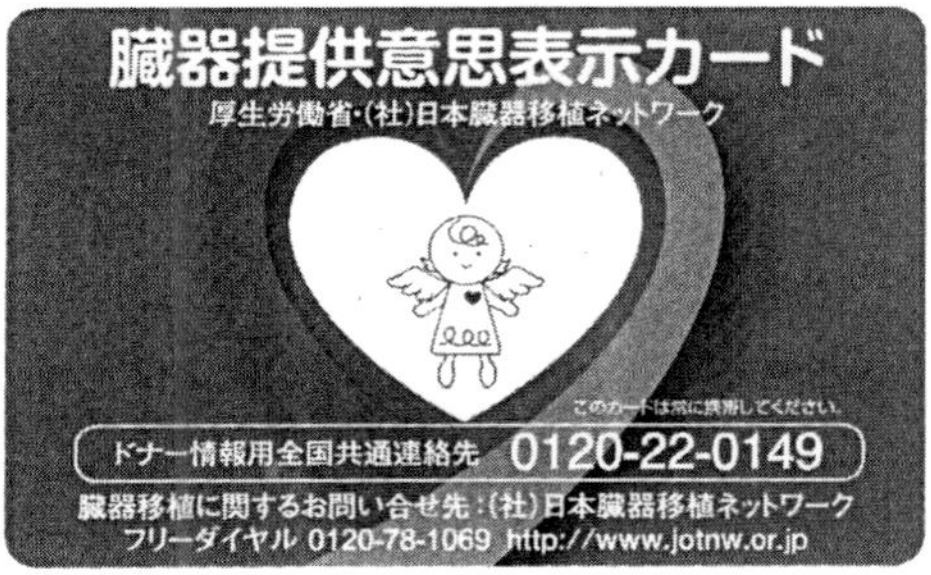
臓器提供意思表示カード
厚生労働省·(社)日本臓器移植ネットワーク
このカードは常に携帯してください。
ドナー情報用全国共通連絡先　0120-22-0149
臓器移植に関するお問い合せ先：(社)日本臓器移植ネットワーク
フリーダイヤル 0120-78-1069 http://www.jotnw.or.jp

記入例　脳死判定で臓器を提供する場合

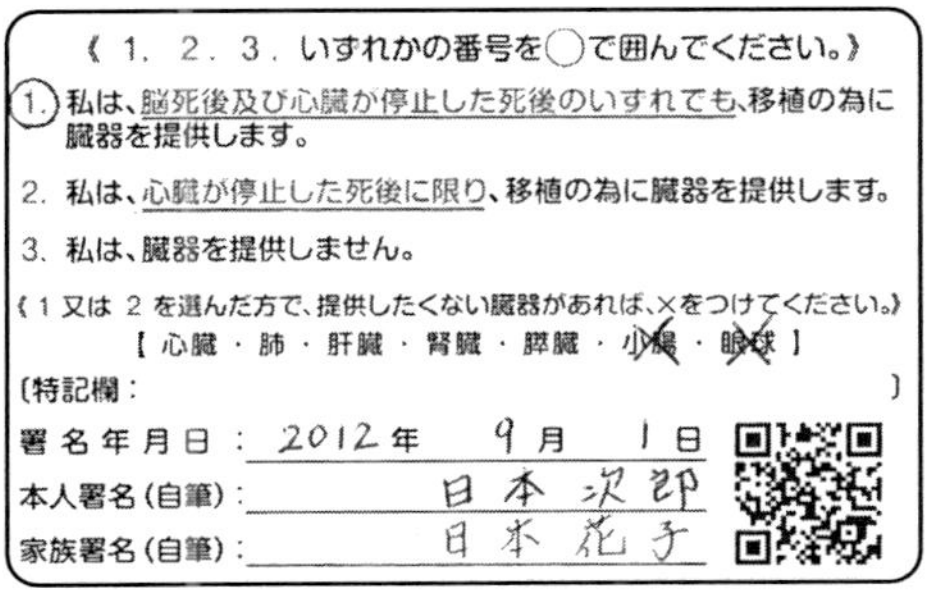
《 1．2．3．いずれかの番号を◯で囲んでください。》
1. 私は、脳死後及び心臓が停止した死後のいずれでも、移植の為に臓器を提供します。
2. 私は、心臓が停止した死後に限り、移植の為に臓器を提供します。
3. 私は、臓器を提供しません。
《 1 又は 2 を選んだ方で、提供したくない臓器があれば、×をつけてください。》
【 心臓 · 肺 · 肝臓 · 腎臓 · 膵臓 · 小腸 · 眼球 】
〔特記欄：　　　　　　　　　　　　〕
署名年月日：2012年　9月　1日
本人署名(自筆)：日本次郎
家族署名(自筆)：日本花子

このようなケースを前にして第三者が声高に「脳死移植反対」を叫ぶ権利はありません。現に、移植手術を受けることによって再び健康を取り戻している人も多いのです。移植技術も進歩して、優れた免疫抑制剤も続々と開発されています。

そういう状況は移植待機患者にとって望ましいことです。そして、移植希望者も加速度的に増えています。そうすると今度は新しい難問が登場してきます。それはドナー不足です。移植を希望する患者数に対してドナー数が少なすぎるということです。

そこで、各国はドナー不足解消のためにいろいろな対策を立てています。その一つがドナーカードです。日本の場合は「臓器提供意思表示カード」です（図4）。これは「臓器を提供します」という意思を表示しています。したがってこのカードを所持していない人からは移植のための臓器を摘出することはできません。しかし、このような方式をとっていると臓器提供者はなかなか増加しません。そこで、臓器提供者を増やすために「反対意思表示方式」を採用している国もあります。「臓器を提供しません」という意思を表示するカードです。

とくに、この制度が進んでいるのはオーストリア、ポルトガルです。これらの国では拒否カードをもっていない人は自動的に臓器提供を承諾しているとみなされます。家族の同意は必要ありません。「臓器は社会のものだ」と考えられているわけです。だから、突然の交通事故の知らせを受けて、遠方に住む家族が面会にいったときにはすでに臓器が摘出された後だったというケースも起きています。もちろん、これらの国の臓器提供数は飛躍的に伸びています。

なお、オーストリアやポルトガル以外でも、ベルギー、フランス、スペイン、ギリシャ、イタリア、ルクセンブルクなどで「反対意思表示方式」を採用していますが、これらの国では「臓器は社会のものであるとともに家族のものでもある」という立場をとっているので、家族が拒否すれば臓器が摘出されることはありません。

これに対して、日本は本人のカード所持と家族の同意を経て初めて移植が可能になるので、世界のなかでも非常に厳しいドナー制限がもうけられているといえましょう。

なお、日本と同じように提供意思表示方式をとっている国のなかでも、イギリス、ドイツ、アメリカ、カナダなどでは必ずしも本人がカードに署名していなくても家族が移植に同意すれば臓器摘出が可能です。したがって、日本よりもドナー数を獲得しやすい制度になっていて、事実、これらの国では実際のドナー数も日本とは比較にならないほど多くなっています。

このように各国ともドナーを増やすための対策を模索していますが、それでも、なお、慢性的なドナー不足は解消されていません。

そこで、一部の国では公然と臓器売買が行われています。臓器売買で有名な国はインドとフィリピンです。これらの国では臓器売買が違法ではないので、下層階級の人びとが腎臓を売って生活費や家の購入・娘の結婚資金などに当てています。

とくにインドでは世界中の腎臓売買の七割以上をインドが占めるのではないかともいわれるくらいに腎臓売買が盛んであり、その大部分はボンベイやマドラスで売買されるようです。そのさい患者が支払う総費用は約二〇万〜三〇万ルピー程度（一ルピー＝約四円）。提供者が手にするお金は約三万ルピー程度だそうです。かなり安い額なので、諸外国から腎臓を求めて患者がインドにやってきていますが、実は、インド人自身も腎臓を買う場合も多いそうです。なぜでしょうか。その理由についてある医師は「インドでは腎臓透析には毎年およそ六万ルピーかかるので患者は長期間透析を受けるほどの金銭的余裕がないが、移植は透析より安くつくために生体ドナーからの移植が行われている」と話していたそうです。（粟屋剛『人体部品ビジネス』八五―一一九頁）。

マドラス郊外には、多くの腎臓ドナーがいることで有名なビリバッカム村がありますが、その村での腎臓提供者の実態はつぎのようなものでした。

ドナーの最年少は一四歳、最高齢は四八歳。収入は最高が一二〇〇ルピー。レシピエントの五五％は外国人である。受け取った腎臓代金は最低額が六〇〇〇ルピー、最高額が二万七五〇〇ルピー。腎臓売却の理由としては借金返済がもっとも多く、ほかに、生活費の捻出、家・土地の購入、娘の結婚のための持参金捻出などがあった。ここでE氏（男性、三〇歳）を紹介しよう。彼は腎臓を売って得た金でミシンを買い、それを使ってスラムの人たちの服の繕いをして生計を立てていると言っていた。家族は母親と二〇歳になる妻、一歳になる息子一人。彼は今大変幸せだと言った。体の調子も悪くないという。何か望むことはあるかと聞くと、「この仕事が死ぬまで続けられますように」と答えた。私は胸を打たれた。今でも時々この男のことを思い出す。（粟屋剛『人体部品ビジネス』一二四―一二七頁）

この光景をみる限りではインドでは「腎臓売買に対する罪悪感」はみじんも感じられません。むしろ、提供者は腎臓を買ってくれた人に感謝しているようにも思えます。腎臓提供によって安定した生活を手に入れることができたからです。

フィリピンも腎臓売買が盛んな国ですが、腎臓提供登録者は「自分の腎臓の買い手が早く現れますように」と神に祈っているという話も聞きます（フィリピンはカソリック信者が多い）。

一部の国では死刑囚がドナーになる場合もあるようです。とくに、中国では移植用臓器の九割以上が死刑囚からのものであるともいわれています。そして、圧倒的に農村出身の若い男性が多いそうです（粟屋剛「中国における死刑囚からの臓器移植」『法律時報』一九九六年八月号　日本評論社）。また、台湾でも、死刑囚の処刑方法が胸部射撃方式から頭部射撃方式に変更されて以来、心臓移植数が急増しています（ＮＨＫ脳死プロジェクト『脳死移植』七九―八七頁）。なお、韓国では本人の意思に関係なく家族の同意さえあれば脳死後の臓器提供が可能なので、全体的な移植数もかなりの数にのぼっています。それに対して、日本では、前述したように、脳死移植数が非常に少ないために心臓移植数は極端に少ないのですが、肝臓と腎臓は韓国と肩を並べるくらいの数に達しています。生体移植が盛んに行われているからです（表３）。

以上みてきたように、ドナーを獲得するために、反対意思表示方式、臓器売買、死刑囚からの移植などのようなさまざまな方策が講じられているわけですが、どれも倫理的には問題山積です。

表３　日本とアジア諸国における臓器移植数の比較（2000年）

	心　臓	肝　臓	腎　臓
台　湾	43	49	135
中　国	26	237	5501
韓　国	14	227	670
日　本	3	320	746

出典：以下の各組織の調査・発表による
第18回国際移植学会世界会議
第7回アジア移植学会

しかし、全体的には、純粋に「愛の行為」として臓器が提供される場合が多いのも事実です。そのような場合は、提供された臓器は「いのちの贈り物」となるわけですが、提供者側としては気になることもあります。それは「ドナーの最期が不自然なものにならないか」ということです。

通常、死が近い患者の場合は脳浮腫を防ぐために脱水療法が施されるそうですが、臓器提供患者に対しては大量の持続点滴と抗利尿剤ホルモンの投与が行われます。通常の場合と逆です。この処置は移植用臓器を良好な状態に保存するための技術であって臓器提供患者のための治療ではありません。ターミナル期にこのような処置が行われると患者は溺死状態のようになって非常に苦しむという意見さえあることを考えれば、これは安らかな死を妨害する処置ともいえます。また、慌しく手術室に運ばれてしまうために家族がゆっくりと患者とお別れする暇もなかったというケースもありました（清水昭美『看護婦が倫理を問われるとき』九四―一〇〇頁）。

以上のようなことを根拠として臓器移植絶対反対を唱えることは短絡的すぎるかもしれませんが、臓器移植に関しては、すべての人が心のどこかに割り切れない感情を抱いていることは確かでしょう。したがって、将来は臓器移植に代わることができるような新しい医療技術が登場することを多くの人びとは待ち望んでいるのではないでしょうか。そこで、登場するのが再生医療です。

◆ＥＳ細胞と再生医療

皆さんは「トカゲの尻尾切り」という言葉を知っていますか。トカゲは尻尾をつかまれてもその尻尾を切って逃亡しますが、しばらくするとその尻尾が見事に再生します。また、イモリの手首を切断しても一ヶ月後には指が再生されてきます。まるで「マジックの世界」です。人間も手や足が生えてきたらどんなにいいでしょう。大怪我をしても全然心配することはないですね。でも、悲しいことに人間にはトカゲやイモリのような強力な再生力は備わっていません。せいぜい、人間の再生能力は擦り傷の後の皮膚の再生程度にとどまっています。もうちょっと高度になると、輸血後の血液再生や生体肝移植後の肝臓再生なども考えられますが、とてもトカゲやイモリには及びません。

では、なぜ、ヒトは再生能力が劣っているのでしょうか。それは、ヒトはトカゲに比べて幹細胞（臓器や組織のもとになる細胞）が少ないからです。そこで、人間は考えました。人工的に幹細胞を移植すればトカゲやイモリに近づけるのではないかと。こうして誕生したのが再生医療です。

今まで臓器移植について考えるときに、いつも、私たちは他人の臓器を移植することを前提としていました。でも、将来、再生医療が発達すれば、他人の死を待つ必要はなくなるわけです。たぶん、臓器再生が可能になるからです。では、ここでもう少し詳しく再生医療についてみてみましょう。

再生医療におけるキーワードは「幹細胞」です。幹細胞にはＥＳ細胞と体性幹細胞があります。ＥＳ細胞は正確には胚性幹細胞（embryonic stem cell）といいます。embryonic（胚性）の頭文字である「Ｅ」とstem（幹）の「Ｓ」を取って「ＥＳ細胞」です。「胚」とは「受精卵が何回かの分裂・増殖を経て成長したもの」。つまり、生命の元になる細胞ですからどんな細胞にでも分化できる能力を備えています。実際、ＥＳ細胞は細胞分裂を繰り返すうちに心臓や神経、血液、骨、皮膚といった多様な組織に変化していきます。そして、最終的に一人の人間として誕生するわけですが、分裂初期の段階では

図5　ES細胞を使った再生医療

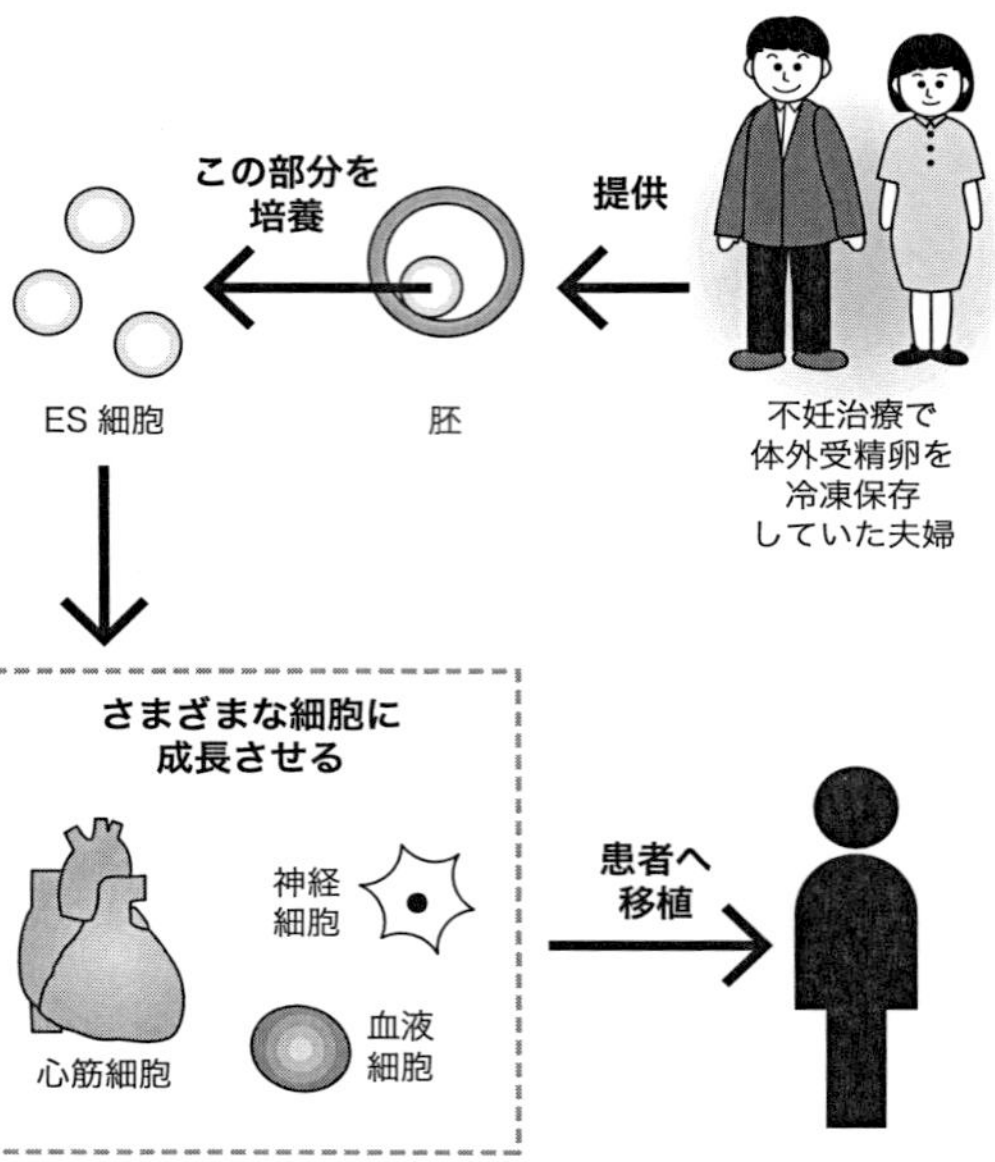

個々の細胞がどんな組織に成長するかはまだ運命づけられていません。そこで、再生医療では、この初期の段階のＥＳ細胞に化学的刺激を加えることによって人為的にさまざまな臓器や組織をつくり出そうとします。しかし、そのためには受精卵が必要なので、受精卵をどこかから調達しなければなりません。そこで目をつけたのが体外受精です。

　不妊治療の一つである体外受精においては、一度に大量の卵子を採取して体外で人工的に受精卵をつくり、そのうちの何個かを女性の体内に戻し、残りの受精卵は超低温タンクの中で冷凍保存しておきます。でも、首尾よく妊娠に成功した場合は残りの受精卵は不要となるので、その不要になった凍結受精卵を再生医療のために利用しようというわけです（図５）。

　ところが、この技術には重大な問題点があります。それは拒絶反応です。提供された受精卵は患者とは異質の遺伝子をもった細胞ですから人体は移植された新しい組織を排除しようとして拒絶反応を起こし、そのために多くの患者が死亡することが予想されます。それでは移植する意味がありません。

そこで、考えついたのが核移植。ES細胞内の「核」と患者の細胞内の「核」との交換です。そうすると患者に移植される細胞内の「核」は完全に患者自身のものですから、移植された組織の遺伝子は完全に患者と一致。ほぼ完璧に拒絶反応を防止することができます。

以上のように説明すると、ES細胞を用いた再生医療は「ばら色」のようにみえますが、この医療にもつぎのような問題点があります。

(1)　胎児となりうる胚細胞を人工的に操作することが許されるのかという問題

(2)　生体組織を人工的につくり出して利用するという行為そのものが、生命の冒瀆にならないかという問題

(3)　受精卵売買のようなことが起こらないかという危惧

(4)　将来予期しなかったような身体的ダメージが発生しないかという危惧

以上のような問題点が考えられますが、このほかにも予想もしなかった組織に成長してしまう可能性も否定できません。なお、最近は、卵子そのものに電気的刺激を加えることによって受精卵のような状態にすることが可能になっています。今度は、卵子に関係する倫理問題も浮上してきます。

◆体性幹細胞でスペア臓器を

第二の再生医療は「体性幹細胞を使った再生医療」です。まず、つぎの新聞記事「『幹細胞』でスペア臓器を」を読んでください。

病気で心臓や肝臓が働かなくなったら、自分の骨髄からスペア臓器を作って交換。こんな夢の治療法が現実味を帯びてきた。それを可能にするのが骨髄にごく微量含まれ、様々な組織や臓器に育つ能力を備えた「幹細胞」だ。今、世界中の研究者が目の色を変えて幹細胞探しと、それを使った臓器作りに取り組んでいる。

（『日本経済新聞』二〇〇二年三月一七日付け）

この記事で取り上げられているのは「体性幹細胞を用いた再生医療」です。この再生医療では患者本人の「体細胞」から幹細胞を採取します。骨髄細胞から採取される場合が最も多いのですが、ES細胞の場合とは違って、患者自身の細胞から幹細胞が採取されるので受精卵不足や拒絶反応の問題は起こりません。核移植の必要もありません。

このような再生医療が進歩すれば、理論的には、人間の臓器や器官の再生が可能になるはずですが、今のところ、日本では、やけど・潰瘍・床ずれなどの患者に対する皮膚移植、歯茎の骨や周辺部の組織の再生・軟骨部分への骨髄細胞移植などが実用化している程度です（二〇〇五年二月現在）。この新聞記事では「『幹細胞』でスペア臓器を」というようなセンセーショナルな見出しになっていますが、まだまだスペア臓器への道は遠いようです。

もちろん、臓器をまるごとつくり出す技術が確立すればドナー不足は解消され、拒絶反応の心配もないので免疫抑制剤を飲み続ける必要もありません。その意味でも再生医療は、今、新しい医療として注目されています。

図６　ES 細胞を使ったクローン技術

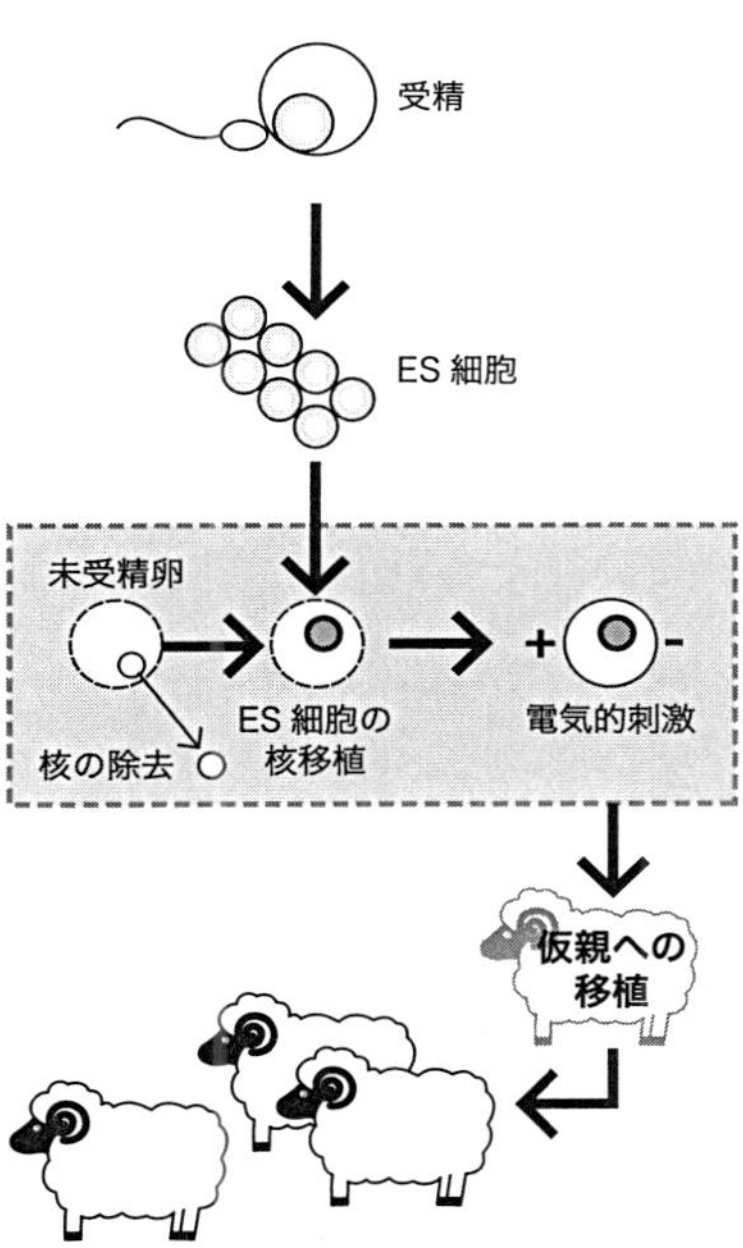

図７　体細胞を使ったクローン技術

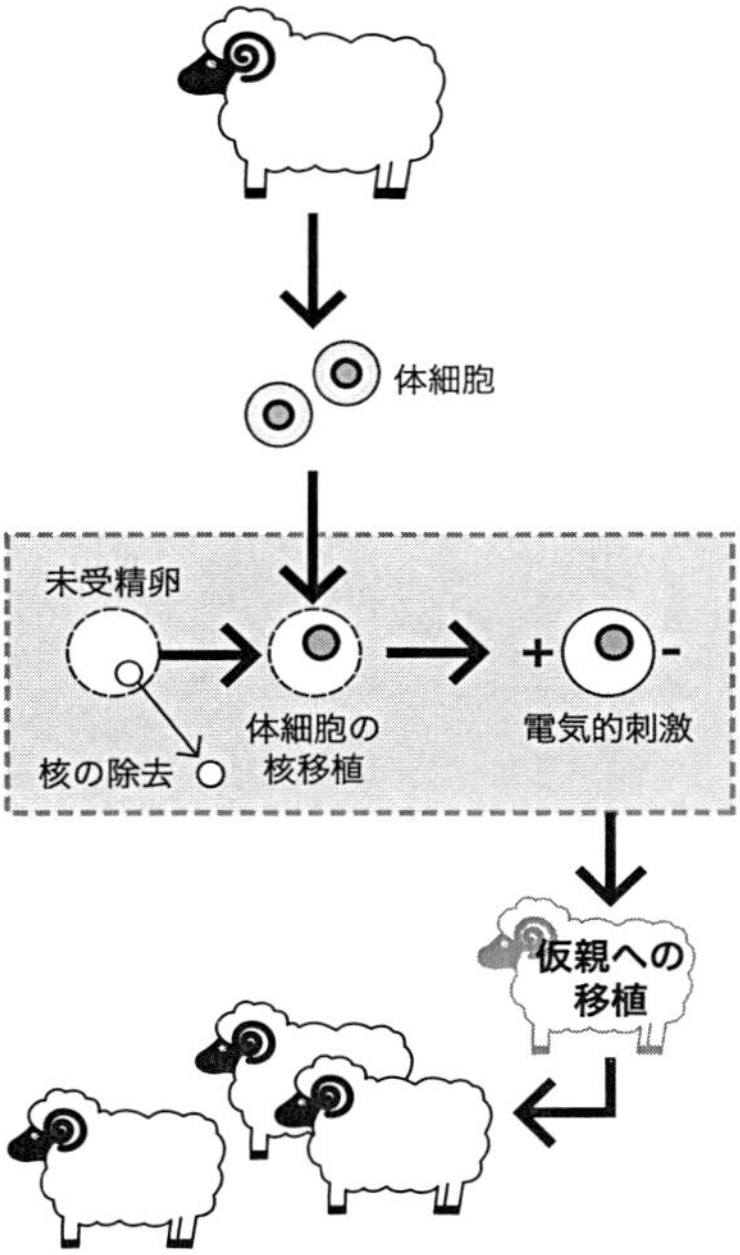

◆クローン技術と「永遠の命」

再生医療と密接に結びついている技術としてクローン技術があります。「クローン」という言葉はギリシャ語で「小枝」という意味です。大きな木から出てくる小枝をイメージした言葉ですが、現在では、「同じ遺伝子をもった生物あるいは細胞」という意味に使われています。だから、クローン羊やクローン牛はお互いに全く同じ遺伝子をもった羊や牛のことです。つぎにクローン羊を例にとって、そのクローン技術をみてみましょう。

再生医療に二つの方法があ

るように、クローン技術にも二種類あります。一つはES細胞を使う方法、もう一つは体細胞を使うクローン技術です。前者は「ES細胞採取→未受精卵（核を抜いてある）にES細胞を移植→電気刺激を加えて受精している状態にする→「受精卵」を仮親に移植→出産」という過程を経てクローン羊が誕生します（図6）。また、後者は「体細胞採取→未受精卵に体細胞を移植→電気刺激を加えて受精状態にする→「受精卵」を仮親に移植→出産」という経過をたどります（図7）。

二つの方法の違いは「使用される細胞」にあります。前者は「ES細胞」、後者は「体細胞」を使います。実は、クローン羊においてはこの違いが非常に大きな意味をもっています。なぜなら、前者ではどんな羊たちが生まれてくるかという情報を正確に把握することができません。だから、「この羊のクローンをつくりたい」などという望みはかなえられません。ところが、後者の場合は、生まれてくる羊たちは親と同じ遺伝子をもって生まれてくるので、「この羊のクローンをつくりたい」という望みがかなえられるわけです。その実例がクローン羊・ドリーです。

ドリーの場合は、ドリーの「親」に当たる羊の乳腺細胞の核を移植しました。「親」は六歳の成熟した羊でした。ドリーは三匹の子羊を産み、クローン羊でも出産できることを証明しました。しかし、二〇〇二年一月、ドリーが五歳半という比較的若い年齢で重い関節炎（老人病）を患っていることが発表されると、クローン技術の限界も指摘されるようになりました。ドリーは六歳の親の体細胞からつくられた羊であるために出発点の段階ですでに肉体年齢が六歳ではなかったかということです（しかし、その後の研究では逆に長寿の可能性のあるクローン動物も現れたため事態は混沌とした様相を呈している）。クローン羊に関しては、そのほかにも、発育異常（とくに体の巨大化）や心肺機能の欠陥、流産の多発、免疫機能不全などの異常が報告されています。

では、なぜクローン羊に異常が生じるのでしょうか。その原因としては、今のところ、「遺伝子を働かせるためのスイッチ機能が正常に作動しないためにさまざまな異常が起こってしまうのではないか」と推測されています。つまり、同じ遺伝子（設計図）をもっていてもスイッチ機能が正常に作動しない場合は、それによって作られるタンパク質（部品）にも異常が生じてしまって、その部品からできあがる細胞（製品）にも異常が発生するということです。このような現象は人間によるこざかしい計算が自然からしっぺ返しを受けていると考えられる現象だともいえましょう。

自然からのしっぺ返しは、クローンづくりの各段階における成功率の低下となっても現れています。一説によると、まず、クローン胚づくり成功の確率は三〇％、それを代理母に移植して出産までこぎつけられる確率が三％、さらに無事に出産する確率が一％ともいわれています。

ちなみに、ドリーの場合も、二七七頭もの犠牲のうえにただ一頭だけが無事に育った羊がドリーだったという経緯があります。クローン羊・ドリーをつくった英国のウィルムット博士も、この点は認めており、「われわれの実験で誕生した子羊のうち、四頭に一頭は、生まれたその日に死んでしまったことを忘れないでほしい」と述べています。さらに、彼は、このクローン羊技術を足がかりとしてクローン人間に挑戦しようとしているリチャード・シード博士に対して、「シード博士がこのまま突っ走ったら、クローン技術によってたくさんの人間が生まれるだろうが、その大部分はちゃんと育たずに死んでしまう。それではあまりに無責任ではなかろうか」と警鐘を鳴らしています（ローリー・アンドルーズ著　望月弘子訳『ヒト・クローン無法地帯』二九九頁）。

このようなさまざまな警鐘にもかかわらず「人間の再生産」つまり「クローン人間誕生」には多くの人びとが興味をいだいていることは確かです。そして、この技術は「不死」に結びつくと考えられています。「自分と同じ遺伝子をもっている人間は自分と全く同一人物だ」ととらえているからです。そうすると、自分は死んでも自分と全く同じ人間が生き続けるわけですから自分の命は永遠に続くことになります。でも、それほど首尾よく物事は運びません。なぜなら、遺伝子が同じでも遺伝子の働き方はそれぞれの固体によって違うからです。

本人とクローン人間との関係はちょうど一卵性双生児のような関係です。一卵性双生児はお互いに遺伝子は一〇〇％一致していますが、決して同じ人間ではありません。明らかに二人は別個の人格をもっています。クローン技術によってつくられた「新しい生命」も元の人間とは別人格です。したがって、クローン技術によって永遠の命が得られるわけではありません。本人に非常によく似た人間が再生産されるだけです。

現時点では、「本人に非常によく似た人間の再生技術」は禁じられていますが、ペットへの応用は可能です。そこで、長年生活をともにしたペットと同じ遺伝子をもったペットの再生を希望する人もいます。二〇〇四年一二月、テキサス州在住の女性は、前年に一七歳で死んだ「ニッキー」という愛猫と同じDNAをもった「リトルニッキー」を手にいれました。ほくろの位置や水が大好きなことなど性格もよく似ているそうですが、彼女は、よみがえった愛猫を再び抱く喜びとひきかえに五万ドルを支払いました。この値段が高いかどうか議論がわかれるところでしょうが、とにかく、お金さえ出せば愛するペットと「再会」することができるような時代になったということです（『日本経済新聞』二〇〇四年一二月二六日）。

◆**異種移植**

クローン人間は、一時期、臓器移植との関連で脚光を浴びました。つまり、自分の体細胞を使ってクローン人間をつくって、その臓器を自分に移植するという発想法です。この場合は遺伝子が完全に一致しているのですから拒絶反応も起きません。

しかし、クローン人間そのものの「製造」が困難であることが判明すると、今度は人間ではなくて動物で代用してはどうかということになりました。そこで話題になっているのがクローン豚です。とくに、臓器の大きさや働きが人間に非常に近いといわれているミニ豚が注目されていま

図8　移植に適したクローン豚の誕生まで

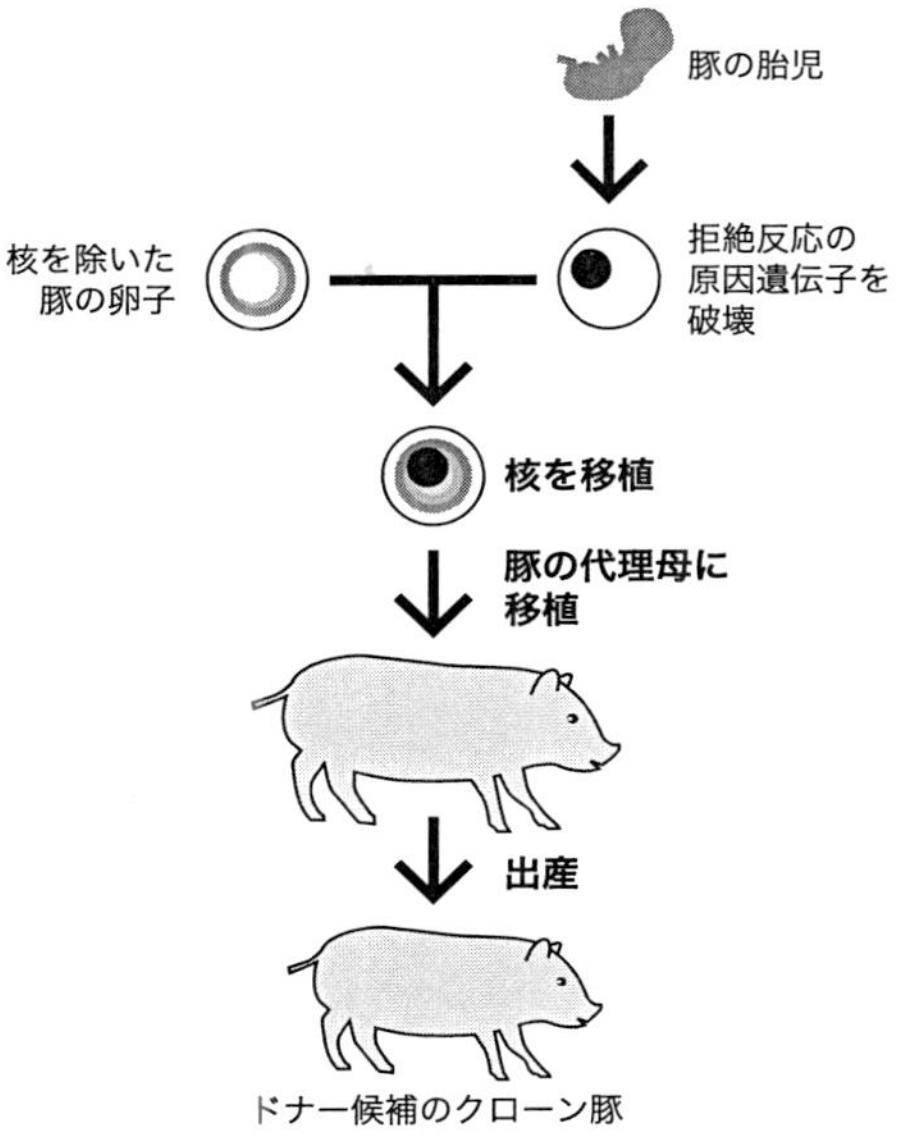

す。

ミニ豚移植の最大の難点は拒絶反応でした。豚の臓器が人間に移植されると同時に、人間の免疫機能が、豚の細胞表面にある「アルファガラクトシル」という抗原と反応して、数分のうちに激しい拒絶反応を起こすわけです。そこで、その拒絶反応を抑えるために、ミニ豚の胎児細胞にあらかじめ遺伝子操作をすることによって、「アルファガラクトシル」をつくる遺伝子を壊してしまう技術を開発。この細胞の核を、前もって核除去の処理がしてある他の豚の卵子に移植する方法が考えだされました。こうすれば、生まれてくるクローン豚は人間への移植臓器として使える可能性があるわけです（図8）。

このような移植は「豚と人間という異種の生物間の移植」ですから「異種移植」と呼ばれていて、一見すると、ドナー不足を解消するとともに拒絶反応も抑制することができる理想の移植のようにみえますが、動物の臓器を人間に移植することが倫理的に許されるかどうかについての議論が続いています。

その問題点の最大のものはウィルス感染です。異種移植によって豚から人間に未知の新しいウィルスが感染する危険性は否定できません。もしそういう事態が起こると、人類は新種のウィルス対策に悩まされることになります。

以上、臓器移植を超える医療技術についてみてきました。一部の人びとは遺伝子治療や再生医療の進歩によって移植医療のもつ問題点が一気に解決することを期待しているようですが、現段階では早計にすぎましょう。倫理的にも無条件に賛成できるものではありません。いずれにしても、これからの移植医療の行方を慎重に見守っていくことは私たちの責務であるように思えます。

加賀乙彦『脳死と臓器移植を考える』岩波書店　一九九〇年
杉本健郎『子どもの脳死・移植』クリエイツかもがわ　二〇〇三年
デカルト著　谷川多佳子訳『方法序説』岩波文庫　一九九七年
W・ジェームズ著　桝田啓三郎訳『プラグマティズム』岩波文庫　一九八九年
長浜晴子『アメリカ看護に学ぶ』玉川大学出版部　一九七七年
粟屋剛『人体部品ビジネス』講談社　一九九九年
NHK脳死プロジェクト『脳死移植』日本放送協会出版会　一九九二年
清水昭美『看護師が倫理を問われるとき』日本看護協会出版会　一九九五年
R・アンドルーズ著　望月弘子訳『ヒト・クローン無法地帯』紀伊國屋書店　二〇〇〇年

第三章　かけがえのない生命をめぐって

第一節　不妊治療

◆人工授精

人類は非常に長い期間にわたって「子どもは天からの授かりもの」と信じ続けてきました。したがって、コウノトリが赤ちゃんを運んできてくれなかった場合は実子をもつことはあきらめていました。妊娠という現象は人間の力の及ばない神秘的な生命現象だと考えられていたからです。

実際、妊娠という現象は各器官による絶妙な連携プレーによって成立します。まず、排卵が近づくと卵管の先にあるイソギンチャクのような形をした卵管采が収縮しながら卵巣のほうに移動。その卵管采が卵巣からとび出す卵子を上手にキャッチし、卵管内に取り込みます。すると、今度は、その卵子に向かって、卵管内で待機していた多数の精子がいっせいに突進。やがて、そのうちの一匹が首尾よく卵子の中に入り込むことができれば受精成立です。その後、受精卵は細胞分裂を繰り返しながら卵管内を子宮に向かって移動。受精卵を受け入れるために水分や栄養がたっぷり蓄えられた状態になっている子宮内膜にもぐり込んでいきます（着床）。これで妊娠が成立です（図9）。

以上が受精から妊娠にいたるまでの経過です。健康な夫婦が通常の性生活を営んだ場合、結婚一年以内に八割、二年以内に九割が妊娠するといわれています。したがって、二年以上妊娠しない場合は不妊症と診断されます。この不妊症に対して、人類は一八世紀末に人工授精という方法を開発。日本でも一九四九年に第一号の人工授精ベビーが誕生しました。

図９　生殖のメカニズム

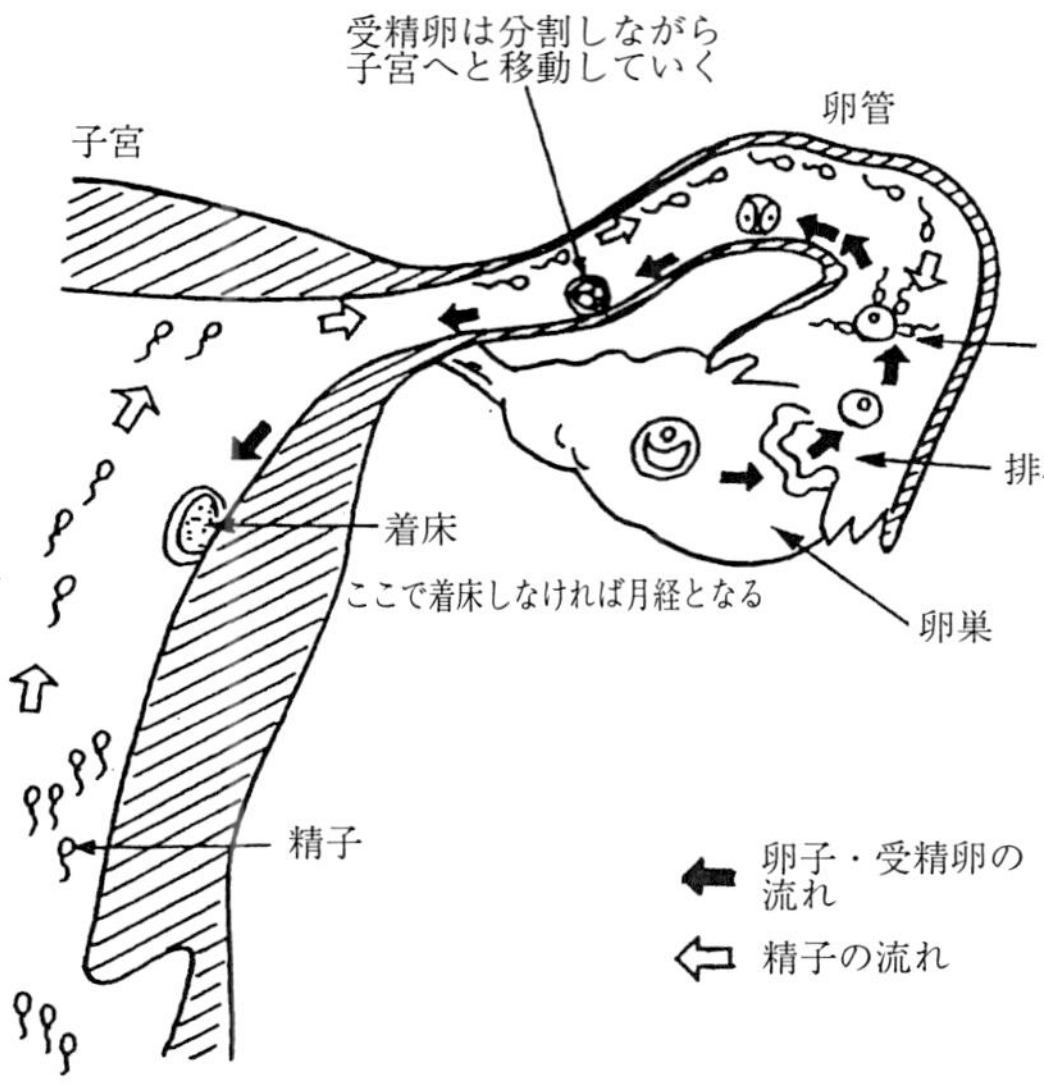

児島孝久・謝花麻理・岩本かすみ編著『不妊治療：ここが知りたい A to Z』農文協，1998，p.24

人工授精はおもに男性側に原因がある場合の不妊治療であり、精子数が少なかったり、精子運動率が低い場合に行われます。具体的には男性の精液を採取し、なるべく元気な精子を濃縮して女性の子宮に注入します（排卵時）。なお、女性の頸管《けいかん》（膣と子宮との間にある管）の粘液の分泌が十分でない場合にも人工授精を行うことがあります。子宮の奥深くまで精液を注入することによって妊娠率を高めるわけです。

以上のように、人工授精の場合は精子が子宮内に送り込まれるだけです。したがって必ずしも受精するとは限りません。人工授精はあくまでも「授精」つまり「卵子に精子を授ける」だけなのです。人工「受精」ではなく「授精」と書くのもそのためです。

人工授精にはＡＩＨとＡＩＤがあります。ＡＩＨ（artificial insemination with husband's semen：配偶者間人工授精）は夫の精子を人工授精する方法ですが、ＡＩＤ（artificial insemination with donor's semen：非配偶者間人工授精）は「ドナー」すなわち「夫以外の男性」の精子を授精する方法です。日本では原則として夫が無精子症の場合にＡＩＤが行われます。

◆体外受精

体外受精（in vitro fertilization：IVF）は女性側の卵管が何らかの原因で通過障害を起こしている場合や高齢のために卵子が老化している場合などに適用されます。もちろん男女双方に原因がある場合にも行われます。具体的には、まず、女性の卵巣から卵子を採取。その卵子と精子を体外で人工的に受精させます。つぎに、その受精卵を一定期間培養して胚にまで成長させます。そして、その胚を、ホルモンによって着床準備の整えられた子宮内膜に移植して妊娠を待ちます（図10）。

体外受精の歴史は比較的浅く、世界初の体外受精児ルイーズちゃんがイギリスで誕生したのは一九七八年のことですが、現在では、体外受精は不妊治療の一つとして定着しています。

しかし、体外受精にも多くの問題点があります。体外受精の場合には妊娠率を高めるために排卵誘発剤を使って一度に多くの卵子を排卵させます。自然のままの受精では一つしか排卵されないためですが、この排卵誘発剤の副作用の心配があります。そして、実際に卵子を採取するときには麻酔をか

図10　体外受精の方法

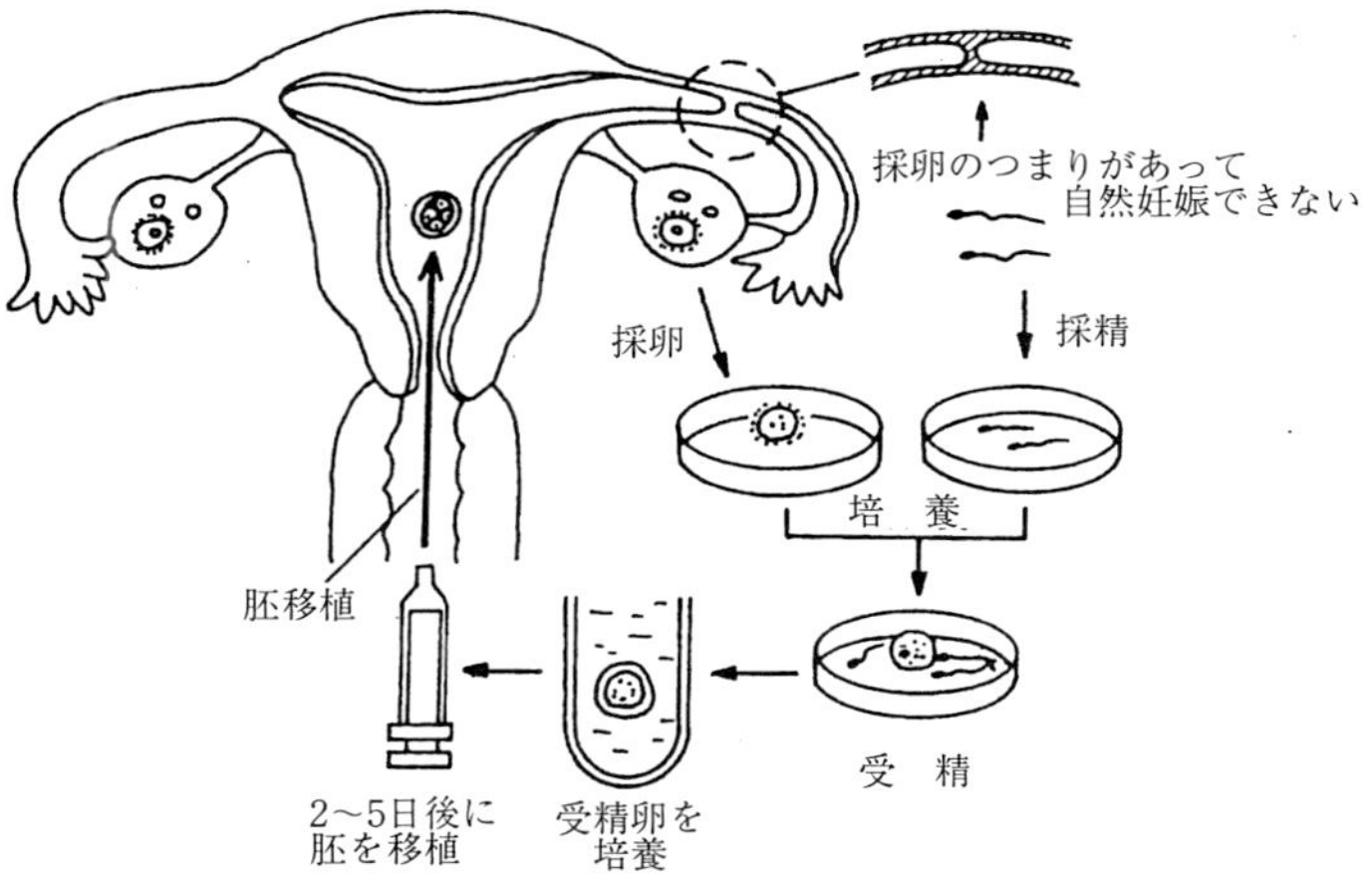

児島榮吉・久保春海『もっと知りたい不妊治療』海苑社，1999，p.122

けて腹部に穴を開け器具を挿入して卵子を取り出します。女性の体にとっては非常に負担になる不妊治療です。また、一度に複数の受精卵を子宮内に挿入するので双子や三つ子などの多胎妊娠になることもあります。以前は非常に多くの受精卵を移植したために五つ子や六つ子が生まれたことがありますが、現在は移植受精卵の数を調整しているので、そのようなことはほとんど起こらなくなりました（子宮内での多胎児の「間引き」は日本では原則的に禁止されている）。さらに、体外受精は排卵期に合わせて治療を受けなければならないのでスケジュール調整も大変です。そのため、不妊治療のために退職する人も少なくありません。また、一回の治療費も高額なうえにほとんどの場合は何回も挑戦しなければならないので経済的にも重い負担になります。それでも子ども欲しさから何回も挑戦するわけですが、なかなか妊娠しないときには顕微授精を試みます。

顕微授精は顕微鏡を使って人工的に精子を卵子内に送り込む方法です。通常の体外受精では卵子に精液をふりかけて自然受精を待つのですが、顕微授精では受精自体に人為的操作を加えます。具体的には、非常に細いガラスのピペットを用いて一つの精子を卵子の透明帯の内側に人工的に注入する方法が最も多く行われています（図11）。

このように、顕微授精は強制的に精子を卵子内に送り込んで受精させるので、不妊治療専門医のなかには「精子が一つあれば妊娠可能」と豪語する医師もいるほどです。

なお、最近では、卵子の採取が不可能な女性に対しては成体卵母細胞（女性の卵巣表面にある卵子のもとになる細胞）から採取した卵母細胞を利用する方法が開発され、さらに、精子の採取が困難な男性に対しても精巣から直接精子を採取する方法が実用化されています。

以上のような顕微授精による不妊治療は、たしかに、不妊に悩む夫婦にとっては「最後の望みの綱」となっていますが、数億もの精子が助け合って最終的にたった一つの選ばれた精子が卵子のなかに入るという自然の受精とは大きく異なった方法であることは間違いありません。

◆他人の精子を利用するということ

最近は、晩婚化現象や経済的事情などによる高齢出産の増加とともに不妊治療の利用者は増加の一途をたどり、生殖補助医療（Assisted Reproductive Technology：ＡＲＴ）の技術も急激に進歩していま

図11　顕微授精

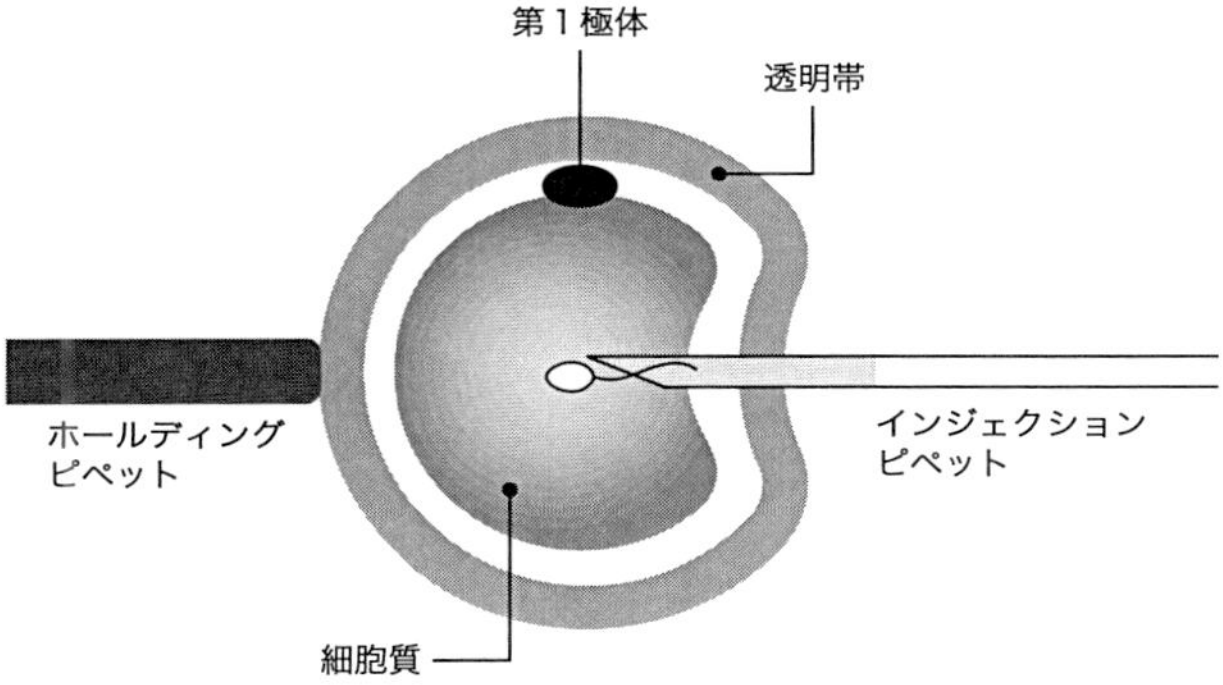

す。しかし、そのために新しい倫理的問題も発生しています。

日本の不妊治療では夫以外の精子が使用されることは非常に少ないので、法律上の父親と遺伝上の父親が一致している場合が圧倒的に多いです。しかし、アメリカのように精子を売買できる精子バンクがビジネスとして成り立っている国では、子どもが自分の出自を知る権利が問題になります。事実、ＡＩＤで生まれた子どもが必死で自分の遺伝上の父親を探す場合もあります。

また、次のような倫理的問題が生じてくることも考えられます。

①父親の複雑な心情

母親にとっては名実ともに自分の子どもですが、父親にとっては遺伝的には自分の子どもではありません。そこに、父親としての複雑な感情が生じてくる場合があります（最近は精子バンクだけではなく卵子バンクもできている）。また非常に稀なケースですが、生まれた子どもを父親の子どもとして認知するかどうかという問題が起こることもあります。

②近親結婚の危険性

通常、精子の提供者は夫にも妻にも知らされないため、同じ父親をもつ男女が偶然に結婚してしまうことも考えられます。現にアメリカでは、ある産婦人科医が自分の精子を不妊女性に人工授精して七五人もの子どもを出産させていたという事件が起こりました（『朝日新聞』一九九二年六月五日付）。その医師は「人工授精で何人の父親になったかわからない」と語っていたということですが、狭い地域内のことですから、同じ父親をもつ子どもが結婚する比率が非常に高いわけです。

③精子バンクの問題

不妊治療用の精子を超低温タンクで凍結保存できる技術が開発されるとともに、精子を売買するための精子バンクが誕生しました（アメリカ）。バンクの利用者は原則としては不妊の夫婦に限定されていますが、実際には、独身女性や同性愛者などもなかば公然と利用しているようです。精子バンクでは精子が商品として扱われているので「カタログ」もあります。カタログに記載されている精子リストには年齢・身長・体重・髪の色・目の色・学歴・職業などが明記されているので自分の好みのドナー（精子提供者）を選ぶことができます。「長身・金髪・青い瞳の男性」に人気があるそうです。

さらに、これらの一般的条件だけでは満足できない利用者のためには通称「ノーベル・バンク」と呼ばれているノーベル賞受賞者級の優れた精子ばかりを扱っている精子バンクもあります。こういうバンクに登録できる男性は頭脳明晰だけではなく容姿端麗・身体強健・魅力あふれる性格などの厳しい条件が付けられているので、精子の値段も非常に高額です。

要するに、大金を使って望み通りの子どもを手に入れようというわけですが、でも、もし望み通りの子どもでなかった場合はどうするのでしょう？　母親はその子を愛することができるのでしょうか？　工場で生産された商品ならば「不良品」として捨てることができますが、子どもは捨てることはできません。そこに精子商品化についての重大な倫理的問題点があります（最近は精子バンクばかりでなく卵子バンクもできている）。

◆代理出産・代理母

これまで取りあげてきた不妊治療は、すべて、母親自身が自分の子どもを出産するケースでしたが、出産そのものを母親以外の女性に依頼することもできます。代理出産や代理母と呼ばれる方法です。

代理出産は「借り腹」とも呼ばれていて、体外受精によって受精した胚（受精卵）を第三者の女性（ホスト・マザー）の子宮に移植して妊娠・出産してもらう方法です（体外受精型代理母）。この場合は、ただ「腹を借りる」だけですから生まれた子どもは出産した女性とは遺伝上は何の関係もありません。依頼者側の女性が重い心臓病・腎臓病で出産が困難な場合などにこの方法を用います。また、子宮は摘出したけれども卵巣の機能が残存している場合も代理出産は可能です。もちろん、出産後は依頼者夫婦が引き取ります。

それに対して、代理母（サロゲート・マザー）の場合は「母」になってもらう契約であり、女性からの採卵が不可能な場合などに、依頼者側の男性精子（ごく稀には第三者の精子）をサロゲート・マザーの子宮内に注入することによって妊娠・出産してもらう方法です（人工授精型代理母）。もちろん、この場合は受精に用いられる卵子はサロゲート・マザーのものなので、生まれた子どもは法律上の母親（実際に育てる母親）とは遺伝的なつながりはありません。

これらの代理出産・代理母のシステムは日本にはないので、日本からわざわざ渡米する人も少なくありませんが、種々の問題点もあります。

①金銭の問題

この制度の推進者たちは盛んにヒューマニズムを強調しています。「他人のために子どもを産んであげようとする優しい心をもった女性でなければ代理出産や代理母はできない」というわけです。しかし、両者を仲介する斡旋業者は莫大な手数料を取ります（平均五万ドルくらいといわれている）。だから、依頼者側はほとんど例外なく高収入・高学歴の人びとです。それに対して、提供者となる女性は比較的貧しい女性が多いのも事実です（提供者への謝礼は平均一万ドルくらいといわれている）。妊娠・出産という女性の営みが賃金労働と同じレベルになってしまう恐れもあります。

②子どもに対する愛情の問題

母親の子どもに対する愛情は妊娠中に徐々に培われ、出産を通してますます高められていきます。しかし、代理出産・代理母の場合はこの過程を省いてしまうわけですから、子どもに対してほんとうに愛情がもてるかどうかという問題が出てきます。また、出産した側の立場からみれば、妊娠・出産の過程を経るうちに子どもに対する母性愛がすっかり深まってしまうこともあります。一九八六年に起きた「ベビーM事件」では代理母が子どもの引き渡しを拒否して子どもとともに行方をくらましてしまいました。そして、その後の裁判においても契約金の受け取りを拒否。出産した子どもを自分自身で育てたいと主張しました（約二年間にわたる裁判の結果、法的な両親が養育権を獲得。代理母は子どもに定期的に会う権利を認められた）。

③親子関係の複雑さ

不妊治療の進歩は複雑な親子関係を発生させることになりました。極端な場合を考えれば、卵子・精子とも第三者によって提供され、しかも代理出産をまったく別の女性に依頼したときには、一人の子どもに対して五人の「親」が存在することになります。五人の内訳は「精子を提供した男性、卵子を提供した女性、出産した女性、法律上の両親」ということです。このような複雑な親子関係が望ましくないことは明らかです。

④契約中に生起する諸問題

妊娠中に依頼者側に変化が起こり、子どもの受け取りを拒否する可能性もあります。たとえば依頼者夫婦が契約中に離婚してしまうとか、夫が死亡してしまったため妻が契約の破棄を申し出た場合などです。極端な場合には、依頼者夫婦が二人とも事故で亡くなるというケースさえ考えられます。このような場合は生まれた子どもは誰に属するのでしょうか？

第二節　出生前診断と障害児の生命権

◆出生前診断とは？

めざましい生殖技術の進歩は「子どもを授かること」だけではなく「子どもを選択すること」も可能にしました。それを可能にしたのが出生前診断であり、つぎのような種々の方法があります。

(1)　羊水診断

妊娠一五～一八週　妊婦の腹部から採取した羊水を検査（羊水穿刺《ようすいせんし》）。確実に胎児の染色体異常や遺伝子異常などを診断可能。高齢妊婦（三五歳以上）のダウン症児診断などに用いられている。診断時期が遅いので、中絶に対する心理的抵抗が大きい。

(2)　絨毛診断

妊娠九～一一週　胎盤にある絨毛を採取。羊水検査と同じくらい正確に診断できるが、採取後の流産率は羊水穿刺より高く、技術的な難度も高い。

(3)　母体血清マーカー検査（トリプルマーカーテスト）

妊婦の血液検査によって胎児が障害をもっている確率を診断。副作用なし。安全。早期の診断可能。ただし、胎児が障害をもっている確率が提示されるだけであり、確定的な診断ではない。

(4)　受精卵診断（着床前診断）

受精卵そのものの診断。体外受精を前提としている。受精卵の選択が可能。遺伝子診断と深く関係している。

(5)　卵子診断

受精前に卵子から放出される極体（遺伝子情報が含まれている）を検査。

以上がおもな出生前診断です。このほかにも全妊娠期間にわたって実施可能な超音波診断（エコー検査）があります。妊婦のお腹に探触子を当ててディスプレーに映し出される胎児の状態を観察するものです。副作用がほとんどなく、料金も安く、苦痛もないので、ほとんどの妊婦検診において実施されています。ただし、性別や外見的異常が判明するだけなので障害の診断範囲も非常に限定されています。

それに比べて羊水診断では染色体異常が確実に判定できます。とくに、高齢出産の人はダウン症児を妊娠している可能性が高いので、医師から羊水診断をすすめられる場合が多いようです。そして、羊水診断によって二一番目の常染色体《じょうせんしょくたい》が三本あれば生まれてくる子どもはダウン症児であることが判明します。

また、血友病やデュシェンヌ型筋ジストロフィーなどの性染色体に関係する遺伝病も診断することができます。性染色体にはX染色体とY染色体がありますが、病気に関係する遺伝子はX染色体上にあります（X染色体伴性遺伝）。また、劣性遺伝ですから、もう一つのX染色体上に病気の遺伝子がない

図12　１つの細胞に含まれる染色体

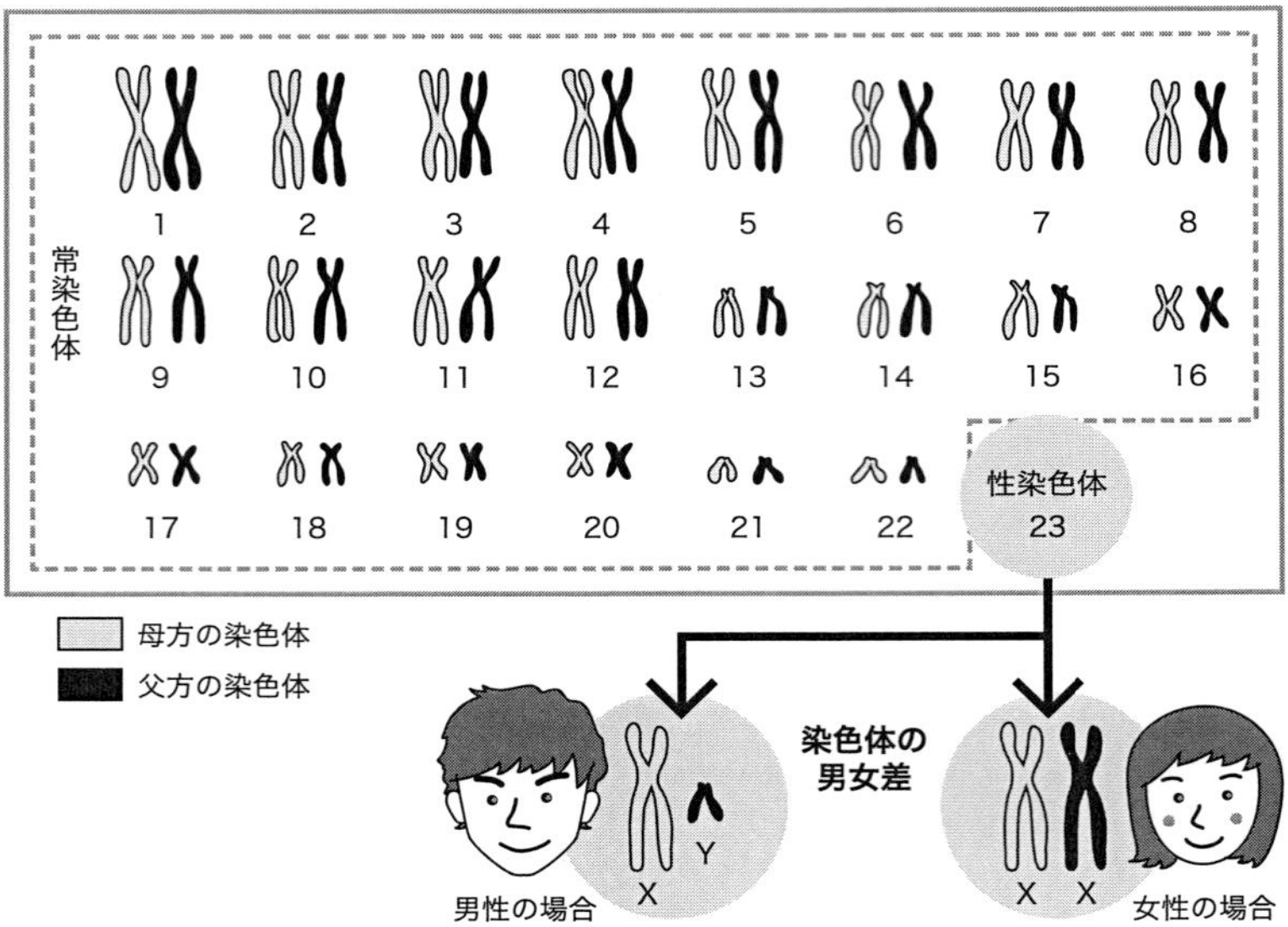

ダウン症の場合は 21 番目の常染色体が３本ある（21 トリソミー）。
筋ジストロフィーや血友病などの場合は性染色体の中の X 染色体上の遺伝子が関係しているので、下図のように男児と女児で遺伝子の伝わり方が違ってくる。

図13　遺伝子の伝わり方

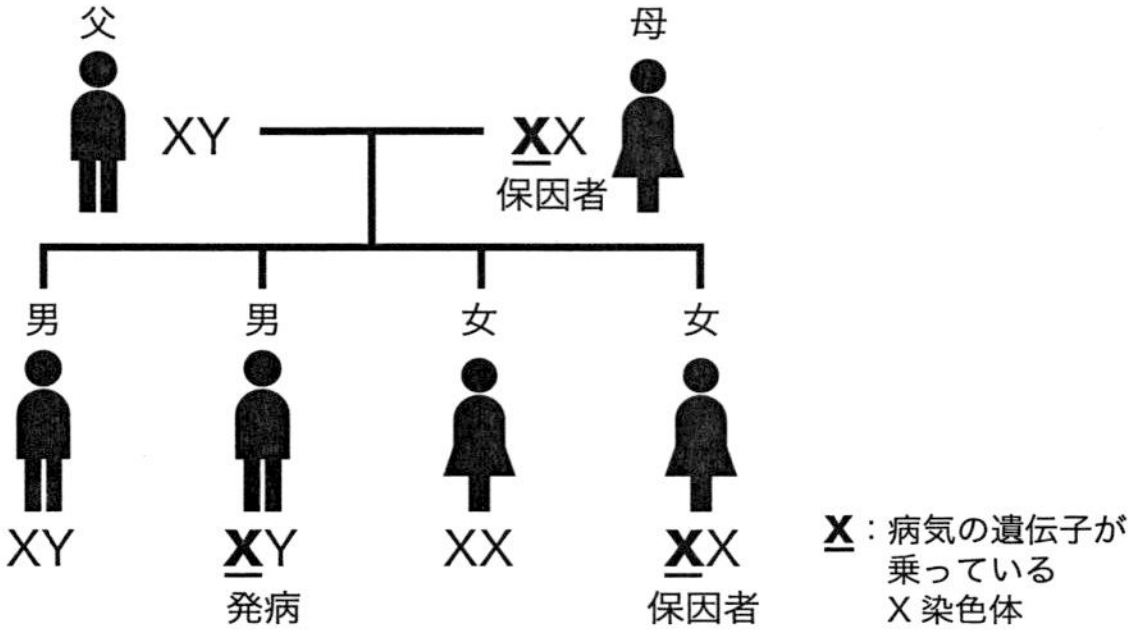

男児は 50％の確率で発病、女児は 50％の確率で保因者になる。

場合は発病しません。しかし、男児の場合はX染色体が一つしかないので、母親から受け継いだX染色体上に病気と関係する遺伝子があれば必ず発病します。女児の場合は二つのX染色体が両方とも病気の遺伝子をもっていない限り発病することはありません。でも、一つのX染色体上に関係遺伝子があれば保因者になります。保因者は、その子どもに遺伝子を伝える可能性があるので、「遺伝子の運び屋」という意味で「キャリア」とも呼ばれています（図12　図13）。

◆出生前診断と中絶

羊水診断が普及するまでは高齢妊婦や遺伝病の保因者は健常な子どもが生まれてくるかどうか不安に怯えながら妊娠期間中を過ごしていましたが、羊水診断の開発によってこのような不安から解放されることになりました。しかし、羊水診断の結果胎児に異常があると診断された場合は中絶するかどうかの岐路に立たされます。しかも、妊娠四ヶ月ごろはすでに胎動を感じ始める時期です。新しい生命が宿っていることを実感できる時期に中絶することは両親にとって辛い選択であり、心の痛むことです。

このような「心の痛み」を少なくするためにもっと早い時期に診断する方法が絨毛診断ですが、この方法でも中絶するという事実には変わりありません。診断時期が早くなるだけです。そこで、最終的な切り札として「胎児が母体に宿る前の出生前診断」が考えだされました。

これが受精卵診断です。この検査は体外受精を前提としています。卵子が精子と受精し、細胞分裂を始めて、その数が四個あるいは八個になった時点で一つの細胞を細いガラス管から吸い込んで取り出します。そして、その段階で異常があればその受精卵は排除。正常ならば子宮に移植して着床を待ちます。

このように、受精卵診断においては、子宮に移植する以前に受精卵を選別するので中絶する必要はなくなります。しかし、受精した瞬間から生命が始まるという立場からみれば、特定の受精卵の排除は論理的には中絶と変わらないのではないかという意見もあります。

それならば、受精の前段階、すなわち、卵子の段階で遺伝情報を得ようということで開発された技術が卵子診断です。この方法を支持する人びとは「まだ生命の始まる前の段階で選別を行うわけだから卵子を排除しても何ら倫理的問題は生じない」という見解をとっていますが、一方では、「異常のある卵子を排除することは母親の人格否定にもつながる」という見方もあります。

以上、出生前診断と中絶との関係について考えてきましたが、ここで皆さんのなかには「どうしてそんなに中絶の時期にこだわるのだろう?」という疑問をもった人がいるかもしれません。また、中絶そのものに異様にこだわっているという印象をもった人もいることでしょう。でも、これは欧米の人にとっては大問題なのです。では、その背景にあるものは何でしょう。

それはキリスト教です。神から与えられた命を抹殺することに対する罪意識です。欧米人の中絶に対する罪意識は私たち日本人の想像を超えるものがあります。欧米では大きな選挙のたびに進歩派（中絶容認派）と保守派（中絶反対派）が熱い中絶議論を展開しているのをみても中絶が常に国民的関心事であることがわかります。

とくにカソリック教徒は中絶に対して強い罪悪感をもっています。たとえば、熱心なカソリック教徒の多いアイルランドでは、親友の父親に暴行されて妊娠した一四歳の少女に対してさえ、高等裁判所は、「胎児の生きる権利を最優先する憲法の下では中絶は認められない」との判断を下しました（『朝日新聞』一九九二年六月一八日付）。日本では考えられないことです。日本人も中絶に対して罪悪感はもっているでしょうけれど、これほどではないでしょう。

◆ドナー・ベビーとデザイナー・ベビー

出生前診断はできるだけ中絶を避けたいという望みにこたえるために開発された技術ですが、受精卵診断の出現とともに出生前診断の利用範囲がさらに拡大。障害をもった胎児の妊娠を避けるためだけではなく、自分の望む通りの子どもを得るために受精卵診断を利用する親たちが出現してきました。その一例としてつぎのようなドナー・ベビー（donor babies）のケースがあげられます。

> Mちゃん（六歳）は、将来、白血病を引き起こす可能性のあるファンコーニ貧血を患い、造血幹細胞の移植を必要としていたが、適合する骨髄提供者が見つからなかった。そこで両親はMちゃんのドナー（骨髄提供者）として最適な弟妹を出産することを決意。さっそく三〇個の受精卵を遺伝子診断。その中から完璧なドナーとなれる受精卵五個を選んで母親の体内に一個ずつ移植。その結果四回目の移植で妊娠。無事に弟のAちゃんが誕生した。
>
> （『讀賣新聞』二〇〇一年一二月一五日付）

この場合、Aちゃんは最初からMちゃんのドナーとなることが運命づけられているので「ドナー・ベビー」と呼ばれています。そして、まもなくAちゃんの臍帯血がMちゃんに移植されたということです（新生児の場合は骨髄移植ではなく臍帯血移植）。Mちゃんのその後の経過も順調なので両親にとってはハッピーエンドだったわけですが、この場合は「生命の選別」だけではなく「受精卵のモノ化」という点で倫理的議論を呼び起こしています。なぜならAちゃんの受精卵は最初から「治療の道具」として選別されたからです。

しかし、そのような倫理的危惧とは関係なく、親たちの欲求はデザイナー・ベビー（designer babies）へと拡大しています。デザイナー・ベビーとは「人工的に親たちが気に入るようにデザインされたベビー」のことです。具体的には、音楽的才能に優れた人物、運動能力抜群の人物、性格の優しい人物、背の高い人物などに成長するようにデザインされたベビーを指します。

こうなると、子どもは「天からの授かり物」ではなくて「親の作品」になってしまいますが、デザイナー・ベビー推進派は「ドナー・ベビーのように医療目的のデザインが許されるのならば趣味的デザインも許されていいのではないか」と反論しています（広い意味ではドナー・ベビーもデザイナー・ベビーの一種）。

しかし、妊娠・出産という過程は商品製造過程とは違います。たとえば、工場での商品生産においてはデザインされた通りの商品を確実に製造するための機械を開発することができますが、人間の子宮内は工場ではありません。どんな突発事故が起きるかわかりません。不良品が発生する危険性もあります。たとえ客観的には「合格品」であっても親の目には「不良品」にうつるかもしれません。また、明らかに「不良品」であっても処分することはできません。さらに、もし、親の望み通りの子どもが生まれたとしても親の過剰な期待を一身に背負って生きていく子どもの人生は幸せでしょうか。疑問です。

◆誤って生まれた子ども

将来、受精卵診断が普及すれば、親の望み通りの子どもを授かりたいという願う人びとが増大することが予想されますが、一方では、好ましくない子どもは産みたくないという人びとも増えています。そして、そのためには、詳細な出生前診断情報を提供してくれることを患者の権利として要求するようになるでしょう。

とくに、アメリカでは、そのような権利意識が強いので、すでに一九七〇年代頃から、ダウン症児の親たちが中心になって「知る権利運動」を展開しています。この場合の親たちの主張は、「ダウン症児が生まれるリスクが高いにもかかわらず医師が出生前診断について十分に説明しなかったためにダウン症児が生まれてしまった」というものでした。つまり、そのような親たちにとってはダウン症児の誕生は「誤った誕生（wrongful birth）」であり、その子の人生は「誤った人生（wrongful life）」だということです。そこで、両親が「誤って産ませた医師」を告訴するケースが続発しました。また、医師ばかりではなく、両親が子どもによって告訴されるケースも出てきました。「誤って自分を産んでしまったことは両親の責任である」というわけです。もっとも、ほとんどの判決において両親は無罪になったそうですが、個人主義の徹底したアメリカでは、たとえ親であっても告訴の対象になることもあるようです（ロバート・F・ワイヤー著　高木俊一郎訳『障害新生児の生命倫理―選択的治療停止をめぐって―』

一四六―一四七頁)。

このような裁判事情もあるのでしょうか。アメリカでは出生前診断に関する情報提供が徹底しているので、多くの妊婦が診断を受けています。また、診断で異常がみつかった場合には遺伝カウンセラーによるサポートグループの紹介・さまざまな教育施設や作業施設の紹介などが行われるので、夫婦は「産むか産まないか」についてじっくりと検討することができます。これに対して、日本では、多くの場合、障害児を妊娠しているとわかっても「ご夫婦でよく相談して決めてください」といわれるだけです。カウンセリング面の充実が待たれるところです。

◆重度障害新生児の治療停止

障害児は出産後にもいろいろな差別を受けることがあります。その一つが障害新生児の治療停止です。世界的に一九八〇年の半ばごろから障害新生児の治療停止問題が大きくクローズアップされ、重い障害をもって生まれた新生児の治療をいつ停止するかという議論が起こってきました。まず、日本で行われた「重度障害新生児の選択的治療停止」の実例をみてみましょう。

症例：在胎週数三四週　出生体重　一九五〇グラム

妊娠分娩経過

出生前より羊水過多などの既往があったが、超音波での奇形の検索では異常は発見できず、また羊水検査の時期も逸したため、そのまま妊娠を継続し、三四週で経膣分娩となった。アプガー・スコアーは一分後三点、五分後六点で仮死が見られたが、身体所見が一八トリソミーに特徴的な外見を有していたため、気管内挿管をせず、マスクとバッグのみを使用した。

入院経過

児は一八トリソミーが強く疑われ、超音波検査によってファロー症候が認められ、チアノーゼ、無呼吸発作も見られたが、治療は酸素投与のみとし、出生当日に呼吸不全のため死亡した。

考察

倫理的な討議を行わないまま、積極的な治療を放棄したことについて、後で、「染色体検査の結果が得られるまでは治療を続けるべきではなかったか」という意見がでたが、当病院のＮＩＣＵ（新生児集中治療室）では、絶対的に予後が不良である一八トリソミーの新生児に対しては積極的治療を行わないという合意がすでに得られていたため、出生から死亡に至るまでの対応において、医療者間の不一致はなかった。このことは集中治療を行う場であるがゆえに、ある医師は挿管をし、ある医師は挿管をしないというようなばらばらの治療をしないという意味で大切な事柄であるといえる。

当ＮＩＣＵでは倫理的観点からの医療方針の決定に際しては、医師が児の予後に関して的確な情報を提供し、看護婦は主に家族の情報を提供する。このことは、看護婦が家族の意志の代弁者としての役割を担っていることを意味している。したがって、看護婦は児および家族の幸福を追求していく重要な任務を担っている。

（医学書院「新生児医療における生命倫理の実際」『看護学雑誌』一九九三年七月号より）

アプガー・スコアとは、呼吸、脈拍、体温などの生命力を示す兆候をスコア（点数）にしたものであり、七点が一応の生死の境目とされています。この事例では「五分後六点」ですから、本来ならば気管内挿管するとともに非常に濃厚な治療を施さなければならないのですけれど、「一八トリソミーに特徴的な外見を有していた」ために積極的治療は行われませんでした。

一八トリソミーの患児には、後頭部の突出、耳介低位、小顎などの外見的特徴があります。また、合併奇形として、先天性心疾患、消化管奇形、腎生殖器奇形、脳奇形などもあります。正常な染色体はすべて二本一組になっているのですが、一八トリソミーの患児は一八番目の染色体が三本あるためにこのような障害が出てくるのです。

たしかに、一八トリソミーの患児は、たとえ命が助かっても、生きていくことは並大抵のことではありません。このケースでも、医療者は外見的特徴を確認したうえで、子どもの将来のことを考えて、積極的治療を行わず、その結果患児は出生当日に死亡しました。

医療者のとったこの選択は正しかったかもしれません。障害児の将来を考えたうえでの選択だったのでしょう。しかし、この選択に関しては気にかかることもあります。それは治療方針の決定過程において、両親ではなく医療者主体で治療方針が決定されたこと、すなわち、医療者が最終的に障害新生児の命をあやつっていることです。両親の意向は看護師を通してしか伝えられていません。この方法は医療者にとっては都合のいい方法なのかもしれません。「医療者間の不一致がないことが大切な事柄である」とされているＮＩＣＵの現場で、さらに両親の意見が加わると現場が混乱してしまうことが予想されるからです。しかし、患児は医療者の子どもではありません。医療者が育てていくわけでもありません。あくまでも当事者は両親です。その両親が重要な決定に加わらないで看護師が家族の意志の代弁者となっているだけでいいのでしょうか。

アメリカでは、一九八〇年前後に、このような選択的治療停止の処置に対して「治療法の選択に関して両親に十分な説明がなかった」ということを理由に医療訴訟が多発しました。その結果、最終的選択は医療者ではなく当事者が行い、患児の死の時期をいつにするかも当事者の希望が最大限尊重されるようになりました。しかし、日本では一九九三年の段階においても障害新生児の半数程度が医療者の意思によって積極的治療を見送られていました（『朝日新聞』一九九三年八月一四日付）。

このように考えてくると、患者への配慮やインフォームド・コンセントの面で日本医療は遅れているといえるかもしれませんが、しかし、この違いだけを取りあげて、「日本の医療者は不誠実だ」とか「日本の医療者は冷たい」ともいいきれません。

優しい医療者ほど真実を告げることに躊躇する面もあります。「むごい事実をそのまま知らせるにはしのびない」とか「当事者に辛い選択を迫ることはかわいそうだ」という配慮が働いている場合が多いからです。とくに、母親にとって、わが子の無残な姿を見て、その子の死を決断しなければならないことは耐え難い苦痛であるように思えます。

実際、アメリカでもごく最近までそのように考えられてきました。むごい現実を直視しないほうが悲しみの傷口は小さくてすむということです。そのため、重症の奇形児や死産であった場合は、母親にはしばらくその事実を知らせないで、時間の経過をみながら徐々に真実を知らせるという方法がとられてきました。

ところが、患者の権利運動の進展とともにやむをえず事実を告げるようになると、それまで気がつかなかったことが明らかになってきました。それは、現実を直視し、死の事実も確認して、両親がきちんと患児との別れをしたほうが、両親の精神的ダメージからの回復が早いということでした。とくに母親には真実を隠す傾向が強いのですけれど、もし母親に真実を隠したならば、母親はいつまでも最悪の事態を想像して悲しみにくれることになり、それは、かえって、事実を告げるよりも母親の心を傷つける場合も多いということもわかってきました。その点について若林一美さんはつぎのような例をあげています。

私がミネソタ州立大学にいた時のこと、ある大学病院の産婦人科看護婦が、自分の体験を話してくれたことがあった。

ある時重症奇形をもつ子どもが生まれ、間もなく死亡してしまった。死児を見せることがなかば常識化してしまったアメリカではあったが、その子の奇形の状態は重く、父親を含めて医師、看護婦、ソーシャル・ワーカー、牧師などで話し合い、産後まもない母親に見せるのはよそうということが決まった。帝王切開の麻酔からさめた母親にその旨を話すと、母親はどうしてもわが子を見たいと言い張る。ショックが心配だからとスタッフが話しても、母親は納得せず、結局は本人の希望が優先され、その子どもを見せることになった。

死児を毛布にくるみ、母親のもとに連れていったのが、私に話してくれた看護婦だった。多くの出産をてがけ、さまざまな奇形を見慣れているはずの医療スタッフにとっても、奇異にうつったその子を見て、母親の第一声は、「ああ、よかった。思っていたよりひどくなかった」というものだったのである。

その場に立ち合った看護婦が、その時感じたのは、自分たちはいつも患者や家族の側に立つケアをしたいと考え、実践してきたつもりだったが、奇形の子どもを見て「ああ、よかった」と言える母親のわが子への情は、他人には測り知れぬほど深いものだということであった。家族や肉親にしかわからない心の動きは、たとえ医療者とはいえ入り込めない部分である。

そしてもうひとつは、もし母親に子どもを見せなかったとすれば、母親は自分の頭の中でつくりあげた自分の子どものイメージによって苦しんでいただろうということに気づかされた。イメージの世界でつくりあげられたわが子の様子は現実以上に恐ろしいものであったのかもしれない。それがすくなくとも現実で修正され、いつわりの像を一生抱き、苦しむことから救われたのである。

死に立ち合う家族に対する医療専門家の援助の意味は、悲しみをごまかす手伝いをすることではなく、直視し、思いきり悲しむことを受けとめることではないかと思う。

（若林一美『死をみつめる心』二一六—二一七頁）

ベテランのナースでさえ目をそむけたくなるような障害児であっても、母親にとっては自分の腹を痛めた掛け替えのない子どもです。その子どもをみせてもらえないという事実が母親を想像以上に苦しめていたのです。母親の想像はどんどん悪い方向に膨らんでいってとどまるところを知らなかったのでしょう。それが患児をみせてもらうことによってすべて解決したのです。この場合、医療者が、母親に対する配慮から患児をみせなかったならば、この母親は一生想像の世界で苦しみぬいたかもしれません。

アメリカのいくつかの小児病院では、障害新生児であるわが子を親がしっかりと抱きしめてプライベートな時間を過ごすことができるファミリールームを設けているところもあるそうです。また、死児を母親に抱かせて記念写真をとる病院などもあるということです。すべて母親の立場に立ったうえでの配慮でしょう。

ところで、日本における前述のNICUにおける症例の場合はどうでしょう。このケースでは、一八トリソミーであることを再確認するための染色体検査を行うこともなく、また、倫理的討議も行わないままに、NICUで決められている規則に従って治療方針を決めています。いかにも画一的な印象を受けます。両親としては、いずれは死ぬにしても、数日間だけでもわが子と過ごしたいと思ったかもしれません。また、ひょっとしたら、「重大な障害をもっていても一緒に生きていきたい」と望んだかもしれません。もし、そうであれば、医療者はその意思を尊重すべきではなかったでしょうか。「一八トリソミーは治療停止」というNICUにおける取り決めをあまりにも最優先しすぎているように感じられます。「出生当日死亡」に関しても「早すぎる死」という印象をぬぐいきれません。

◆障害児の存在意義

経済面から障害児の存在意義を考察する人もいます。一九七〇年に兵庫県では「不幸な子の産まれない対策室」を設け、羊水検査の費用の半額を県が負担することによって羊水診断の普及・徹底をはかり、先天性異常児をなくそうとしたことがありました。当時の兵庫県知事はNHKの「おはようジャーナル」でつぎのように述べています。

「健常な人間は一生に二億円を稼ぐ。障害をもっていれば一銭も稼がないで使うだけだ。だからそういう人がなるべく社会に生まれてこない方がいい。だからわたしはこういう運動をすすめた」

（山田真他『バイオの時代に共生を問う』一四二頁）

そのほかにも、ダウン症の子どもが二〇歳まで生きると仮定した場合の養育費と三五歳以上のすべての妊婦（高齢出産なのでダウン症児を出産する率が高い）に羊水検査を受けさせた場合の費用を計算するとダウン症児を出産した場合よりも羊水検査を実行した場合のほうが年間何十億円もの節約になる、という人もいます（お茶の水女子大学生命倫理研究会『不妊とゆれる女たち』一六六頁）。

しかし、はたして、人間の価値は金銭に換算できるものでしょうか。障害児は社会的にまったく存在価値がないのでしょうか。先天的障害児のなかで最も多いといわれているダウン症児は、概して、知能が低く、身体的にも虚弱ですが、性格は穏やかで愛情豊かであるといわれています。したがって、環境さえ整えば、彼らには世の中の「光」となる可能性が十分に秘められているのではないでしょうか。その意味では、つぎに紹介する新聞記事は深い示唆に富んでいます。

一〇歳になる長男は、原因不明のままに、障害を持って生まれました。障害という未知の世界に突然と び込んだ私は、もう夢中でこの子を育てていきました。そして、四年後に、次男が、その二年後には、可愛い女の子が生まれました。そして半年後に、やはりこの娘にも、長男同様に重度の心身障害があることがわかりました。今の医学では原因は解明できませんでした。ただ、あるドクターの「宝くじを二度ひいたと思ってください」という言葉が、唯一の説明でした。三人の子どもたちを育てながら、私は数多くの素晴らしい人々に出会い、親として、人間として、少しでも成長していくことができました。まわりの方々のはげましに何度助けられてきたことかわかりません。

何も知らずにいた、「出来ること」があたりまえだった、今までの人生が、恥ずかしくさえ思えました。今やっと、本当の「宝くじ」の意味がわかったような気がします。皆さんや子どもたちに感謝でいっぱいの気持ちです。ありがとう。

（『朝日新聞』「声」欄一九九三年一一月三日付）

私たちは心身に障害のある子どもをもつ親に対して「悪い宝くじをひいた気の毒な人」という先入観をもちがちですが、この母親はほんとうの意味での「宝くじ」をひいたと思っています。障害児をもったおかげで多くの心豊かな人びとと出会うことができ、自分も成長できたことに感謝しています。彼女にとって障害児のわが子は「光」であり、「人間にとってほんとうに大切なものは何か」、「生きるとはどういうことか」を教えてくれる存在でもあるのでしょう。

そもそも、ほとんどの染色体異常児は出生前に自然淘汰されます。エドモント（イギリスの生化学者）は、母親の胎内で着床した受精卵のうち出生にまでいたるものは二二・七％くらいにすぎないといっています。しかし、実際の流産率はごく少数です。ということは、出生にまでいたらなかったケースのほとんどは妊娠を自覚する以前の段階で流産してしまっていることになります。そして、その多くは染色体に異常があるそうです（木田盈四郎『遺伝子と生命』一七四頁）。

そのように考えると、流産することなくこの世に誕生した染色体異常児は胎内でのさまざまなバリアを乗り越えて誕生してきた「生き残りの勇者」と考えることもできます（そのなかで最も多いのがダウン症児）。そして、それら少数の障害児が出生してきているという事実は「人間社会には少数の障害児は必要なのだ」という自然界からのメッセージかもしれないのです。

また、たとえ重症の障害児であったとしても、「障害児すなわち不幸」という図式は単なる思い込みかもしれません。さらに、そういう子どもをもった親は不幸かというと必ずしもそのように断定はできないようです。

◆「ダウン症の子をもって」

しかし、私たちはここで考えます。「なるほど、それはもっともすぎるくらいもっともな意見だ。でも、今日の日本のような現状で障害児が幸せに生きていけるという保障はどこにあるのだろう。社会全体が障害児に対して理解がない限りは産まないほうがいいのではないだろうか」と……。実際、今の日本で、障害児を育てるということは並大抵のことではありません。正村公宏さんの『ダウン症の子をもって』には、ダウン症の次男との日々の様子がつぎのように書かれています。

一　洗濯機をかけたまま、二階で用事をしてもどってみると、洗濯機の中に、中身の入ったクレヨンの箱、オモチャの自動車、物差し、雑巾、ゴム手袋など、手当たり次第に投げ込まれた物が洗濯機と一緒に回っていました。

二　ストーブにかけておいた煮物をおろして、フタを開けてみると、赤いクレヨンがどろどろに溶けて、クレヨンに巻いてある紙がペチャンコになって残っていました。隆明の作った「やつがしらのクレヨン煮」は、ゴミ箱に直行しました。

三　干したフトンを取り込んで、台所に来てみますと、テーブルの上にコーヒーのビンが出ていて、飯茶碗の中でコーヒーが湯気を立てていました。少し口に入れてみました。喉に入らぬまずさです。マホービンに隠れていた醤油差しが、その種明かしでした。

四　いつも車の下になっているマンホール（この日、父が車に乗って出ていた）のフタを開け、庭にあった履物を全部マンホールに入れて、ゲラゲラ笑っていました。
以上が一日にやった彼のいたずらです（母親記）。

私の部屋や兄の部屋のインク瓶のふたを開け、逆さにして全部あけてしまうなどというのは序の口であった。ある時期には、物を二階の窓から落とすことの面白さを発見し、家の中の物を手当たり次第に投げていたことがある。目覚まし時計、テープレコーダー、その他いろいろな物がその被害にあった。いたずらというよりは遊びなのだが、生活の秩序をまったく理解しないから、家族全員にとって破壊的なのである。母親があわてていたずらの後始末をしている間に、彼は別の部屋で新しいいたずらを見つけていた。（父親記）

（正村公宏『ダウン症の子をもって』五九―六二頁）


これは隆明君が七歳のころ起こした一連のいたずらです。このような日常生活ですから、家族、とくに母親は隆明君から目が離せません。「子どもから離れて一人になりたい。朝から晩までガサガサと用事に追われている月日がたまらない。隆明と一緒ではものを考えることができない。精神生活がなくなってしまう。今は、ただ一日でいい。ボンヤリする時間が欲しい。ホーと一息。深呼吸のように息を抜くことができたらどんなに楽だろうと思う」というところが正直な気持ちのようです。

反面、いつまでもかわいらしい仕草が残っていて、家族の心を和ませ、また、シューベルトの子守歌に感動して涙を流すなど感受性も豊かで、人を疑うことを知らない、優しい心に感動することもありますが、日常生活の大変さはいつまでも変わりません。

しかし、このような生活を送るなかで、母親はある人生観をもつようになります。「結局、私は自分の希望したことはほとんど何もできなかったと思います。でも、いまは、自分を本当に必要としている人のために生きるということも、一つの生き方ではないかと思うようになっています」というものです。それからは、母親にとって一番気掛かりなことはつぎのことでした。「いつか彼を置いて死んでいかなければならないということです。自分自身の死というもっとも厳しい現実に直面したとき、彼を他人の手にゆだねていくという耐えがたい思いをしなければならないということです」（正村公宏『ダウン症の子をもって』二〇四—二〇六頁）。

障害児を育てる苦労にも増して、それ以上に気掛かりなことは、「彼を置いて死んでいかなければならないこと」という苦悩は胸に迫るものがあります。そして、この本で、正村夫妻は「人間味の溢れる社会を作りあげるために、もっともっと多数の人々が手を貸していただきたい。それは決して彼らのためばかりではなく、むしろ、私たちみんなのためなのだということを理解していただきたい」と訴えています。

このような訴えに対して、誰も反論する人はいないでしょう。しかし、現実には多くの障害児をもった親たち（とくに母親）は苦悩しています。つぎもその一例です。

私の兄は重度の障害をもっている。母は「兄さんは、かわいい。お兄さんがいなかったら、夫婦こんなに仲良くなかったかもしれない。お父さんもこんなに真面目でなかったかもしれない。でも、長生きはしてほしくない」と言っている。かわいい息子をおいて自分が先に死ぬことを心配しているのだと思う。それでも、ときどき、「兄さんと昼間一日中同じ部屋にいると気が狂いそうになる」と愚痴を言っている。

私は、どちらも母の本心だと思う。日々面倒をみることの大変さは「母親なら子どもを愛するのは当然だ」というような綺麗ごとではすまされない部分がある。母は、デイサービスに兄を預けて買い物をするようになったが、ショートステイで一晩預けるのは気がひけると言う。兄を看ることに慣れていない人に子どもを委ねることが心配で預けないことも考えられるが、心のどこかで「社会の期待に応えて良い母親であろう」としているようにも感じられる。障害児を持つ母親は手放しで「子どもをかわいい」と思えるのではなく、やはり、子どもを取り巻く環境に苦悩している。社会全体が障害児を持つ母親を無用なプレッシャーから開放してあげるべきではないかと思っている。

（N看護大学　M・Tさん）

M・Tさんの母親の苦悩は、たぶん、同じような環境にある親たちの苦悩でもあることでしょう。実際、私自身、正直なところ、もし私が障害児を妊娠していることがわかったならば、はたしてその子を産むだろうか、と考えてみますと、「イエス」とはっきり断言できる自信がありません。しかし、いざわが子を抱いた以上は苦労しながらも育てていくと思います。そして、そのなかに喜びも感じられるようになり、人間的にも成長できるかもしれません。でも、やはり、自分の死後のことが心配になるでしょう。M・Tさんの母親が感じているような社会的なプレッシャーからも無縁ではないと思います。

その点、欧米では「個人としての自律」を重視する国が多いので、日本に比べると、母親と障害児を切り離して考える傾向が強いようです。「母親の人生は母親のもの、子どもの人生は子どものもの」ということです。そして、出生前診断によって障害が確定した段階から多くの情報を集めることによって「この子はこの子なりの人生が歩める」と確信したうえで出産することができるようなシステムも日本よりは整っています。

システム面の違いばかりでなく、日本と欧米では中絶反対運動の根本思想も違っています。日本では中絶問題に関しては「障害児の生命権」が一大争点となり、障害者団体からの出生前診断反対運動も起こっていますが、欧米でのおもな出生前診断反対勢力は保守的な中絶反対団体です。カソリック信者を中心としたこれらの団体の構成員はＳＯＬ（sanctity of life　生命の神聖さ　生命の尊厳）の立場から「神から授かった生命は無条件に尊い」として出生前診断の結果を受けての中絶に強硬に反対しています。

一方、進歩的なグループは選択的中絶と障害者問題はいちおう別個のものと考えている傾向が強いようです。

つまり、「出産以前の段階での障害児選別の権利を保障するとともに、すでに生まれた障害児に対しては差別をなくすような種々の対策を充実させる」という二重の基準（double standard）を基本理念としているということです。

このように出生前診断と中絶との関係をめぐってはいろいろな意見があるわけですが、でも、そもそも、母の胎内に宿っているわが子を好んで殺す親は全世界で一人もいないでしょう。では、なぜ、中絶というような発想法が出てくるのでしょうか。その一因としては「現代社会は障害児が生きやすい社会ではない」ということが考えられます。その意味では、全世界で健常者も障害者もともに共生できる社会の実現が望まれるところです。

柳澤桂子『ヒトゲノムとあなた』集英社　二〇〇一年
児島榮吉・久保春海『もっと知りたい不妊治療』海苑社　一九九九年
ロバート・F・ワイヤー著　高木俊一郎訳『障害新生児の生命倫理―選択的治療停止をめぐって―』学苑社　一九九一年
若林一美『死をみつめる心』主婦と生活社　一九八七年
山田真『バイオの時代に共生を問う―反優生の論理―』柘植書房　一九八八年
お茶の水女子大学生命倫理研究会『不妊とゆれる女たち―生殖技術の現在と女性の生殖権―』学陽書房　一九九二年
木田盈四郎『遺伝子と生命―私はどこから来てどこへ行くのか』菜根出版（紀伊國屋書店）一九九八年
正村公宏『ダウン症の子をもって』新潮社　一九八三年

第四章　死と宗教——その緊密なかかわり

第一節　日本人と宗教

◆ある留学生の実感

「宗教」という言葉に対してあなたはどのような感情を抱いていますか？　多くの日本人は「宗教」に対してあまりいい感情をもっていないようです。「宗教」と聞くと、「こわい」「危険」「近づかないほうが無難」という反応をする人が多いのではないでしょうか。「では、日本人には信仰心がないのか？」というと、そうでもないようです。むしろ、日本人は多くの神々を抵抗なく受け入れる国民でもあります。ということは、ある一つの対象だけを信仰することに対して抵抗感があるということにもなります。

実際、平均的日本人は、人生の節目、節目において多くの神様や仏様と関係をもちます。誕生や七五三などのような子どもの成長の節目の時期には何となく神社に参拝して、子どもの健やかな成長を祈願します。でも、結婚式はキリスト教式が人気。その理由は「何となくおしゃれだから」という場合も多いようです。そして、イエス・キリストの前に二人の永遠の愛を誓います。ところが、お葬式はほとんど仏式です。しかも、宗派にはあまりこだわりません。僧侶の唱える経典の中身にもそれほど関心はないのですが、お経をあげてもらうと、何となく死者を丁寧に弔っている気分になっています。そのほかにも受験シーズンになると学問の神様を祀った神社のお守りを買い、絵馬には合格祈願の文句を書きます。何となくご利益があるのではないかと思っているからです。

以上のようにみてくると、日本人の信仰心のなかには「何となく」の要素が強いようです。何となく、その時の自分の願望を満たしてくれそうな神様や仏様に向かって手を合わせるということです。したがって、ある特定の宗教と深いかかわりをもつことに対しては拒否反応を示します。

このような日本人の信仰形態はよく富士登山にたとえられます。富士山の裾野は広いので多くの登山口がありますが、結局、どこから出発しても到着点は一つ。富士山の頂上です。そのようにどのような神様・仏様を拝んでもそれらの根源は一つ。人間の力を超越した「何か」です。その根源的な一つのものが、あるときはキリスト、あるときはアラーの神、あるときはお釈迦様、あるときは阿弥陀仏、あるときは神話の神々というようにさまざまな形をとって現れているだけです。そうすると、どの神様・仏様であっても結局は同じものですから、信仰の対象を一つに限定する必要はないわけです。

このような日本人の信仰形態について、一神教的世界に育ってきたオーストラリア人留学生のR・Kさんはつぎのように述べています。

> 日本の宗教についての矛盾に驚いた。日本人に聞けば、だいたいは「無宗教」と答える。しかし、どの家にも神棚や仏壇があり、皆がお守りを持っている。おそらく、受験生は皆が神社で絵馬を書いているだろう。「無宗教」であると同時に宗教の習慣に従っている。なぜ、日本人は無宗教というのだろうか。日

本人とオーストラリア人の宗教観の大きな違いは、日本人がいろいろな宗教の習慣を混ぜていることだ。日本では「神道の結婚式、仏教の葬式」は普通である。キリスト教のホワイトウェディングも人気だ。日本人は三つの宗教を「合成」している。外国では、この合成の矛盾や両極端なことをぶつからせないで平和的に両立できる習慣はない。私は長く日本にいるつもりだが、この習慣の秘密を理解できるだろうか。私には、その矛盾だらけの日本が、とても魅力的に映る。

（T大学新聞二〇〇四年九月六日付）

「神＝イエスキリスト」という環境で育ったR・Kさんには三つの宗教を平和的に合成させている日本人の宗教的習慣を理解できません。また、「無宗教」と答えておきながら家々には神棚や仏壇があることもR・Kさんには「不思議な光景」であるとともに「矛盾した光景」でした。でも、R・Kさんの目にはそういう日本がとても魅力的に映ったようです。だから、これから長く日本に滞在して「なぜ異なる宗教の平和的共存が可能なのか」について研究したいということです。

日本人の多神教的信仰形態はR・Kさんにとっては「矛盾」であるとともに「魅力的」でもあるようですが、僧侶でもある瀬戸内寂聴さんは「このような日本人の信仰形態はごく自然なことである」という立場のもとにつぎのような宗教観を展開しています。

仏とは何か、今まで私は超越的なもの、人間以外のもの、聖なるもの、なんて言ってきました。昨夜、どうやって皆さんに説明したらわかってもらえるかと思って四苦八苦しているとき、フッとひらめいたんです。「これだな」と思った。それは宇宙の生命です。宇宙に充満する生命。そう思ってください。

そうすると、神とか仏っていうのは何教でもいいんですよ。キリスト教でも仏教でもあるいはイスラム教でも。それらは宇宙の生命に対して我々が描くひとつの感じですね。ある人は、それをキリストだと思う。ある人はお釈迦さまみたいに思う。お釈迦さまもキリストも宇宙の生命を我々にみせてくれる一つの現象にすぎないんです。だから、お釈迦さまそのものじゃないのね。キリストその人じゃないのね。彼らの向こうにもう一つ宇宙の生命というものがあって、われわれは何となくそれを感じているんです。

（瀬戸内寂聴『寂聴　般若心経―生きるとは』六一―六二頁）

ここで、瀬戸内さんは「日本人が何となく感じている超越的なもの＝宇宙の生命」と規定しています。そして、「われわれは何となくそれを感じているんです」という言葉で結んでいます。ここでも「何となく」が出てきました。どうやら、「何となく」は日本人の信仰形態を語るときの決まり文句のようです。そして、その「何となく感じている宇宙の生命」に対して私たちが描く「感じ」がキリスト教・仏教あるいはイスラム教という形をとっている。だから、どんな宗教であっても「根は一つ」であり、その場合の「根」は「宇宙生命」だということです。

したがって、死後の世界についても瀬戸内さんは「死ぬというのは宇宙の生命に還元されるんだと思うんです。そうすると死ぬというのはそんなに惨めではありませんね。死んで焼かれて、それきり何もなくなってしまうのは、ちょっと寂しいでしょう。一生懸命生きたって私がコロリと死ねば、それでパァッとなくなる。でも私のこの世での生命は宇宙に還元されるんです。だから、宇宙の生命というのは、繰り返し、繰り返し、あらゆる人間の生命を吸収しているからだんだん強くなるんじゃないかしらね」（瀬戸内寂聴『般若心境』六三頁）と述べています。

以上のように、「自分が僧侶であってもあまり仏教だけにこだわらない」という瀬戸内さんの姿勢は多くの日本人の共感を呼んでいます。その証拠に、彼女の講演会はいつも大盛況です。ちなみに、彼女の説く「あの世」の話では地獄や極楽はあまり強調されません。あの世とこの世とは何らかの形でつながっているからです。これも日本人の「あの世」観の特徴です。

◆日本人の「あの世」観

日本のお葬式で読まれる弔辞では「一足先にあの世に行って待っていてください」とか「あの世から見守ってほしい」とか「あの世で安らかに眠ってください」という言葉がよく聞かれますが、この場合の「あの世」とはどのような世界なのでしょうか。

日本人の「あの世」観のルーツは縄文時代にあるとされています。その特徴はつぎの通りです。

(1)　あの世とこの世はアベコベ（逆）です。この世の右はあの世の左、この世の左はあの世の右。この世の表はあの世の裏、この世の裏はあの世の表です。だから、死者に着物を着せるときにはわざわざ裏返しにして右左反対に着せる風習が残っています。また、時間的にも、この世の夕方はあの世の朝、この世の朝はあの世の夕方です。したがって、昔のお葬式は夕方に行われました（お通夜）。あの世に朝に着くことができるので、死者は余裕をもってご先祖様のいる場所に向かうことができるからです。

(2)　時間的・空間的にアベコベである点を除けば、あの世はこの世と基本的にはあまり変わりません。極楽と地獄のような区別もなく、最後の裁きもない、かなり平凡な世界です。

(3)　人が死ぬと魂は肉体を離れて、あの世で待っている先祖の霊と一緒に暮らします。したがって、死体は魂の抜け殻です。蛇の抜け殻と同じようなものであり、何の価値もありません。

(4)　あの世の魂は家族（一族）単位で暮らしています。そして、あの世で一定期間滞在した魂はやがて赤ちゃんの体内に宿って、この世に戻ってきます。たとえば、○○家のお嫁さんが妊娠すると、あの世における先祖たちはさっそく会議を開きます。誰をこの世に帰すべきかを決めるためです。そして、その人の魂が胎児に宿り、やがて出産してきます。そこで、「あら、この子は○○おじいちゃんにそっくりだね」ということになるわけです。

（梅原猛『日本人の「あの世」観』五―一三頁）

以上が、縄文時代以来、日本人の心のなかに受け継がれてきた「あの世」観です。

この「あの世」観は神道《しんとう》にも影響を与えています。神道では、それぞれの神社がいろいろな神を祀っています。明治天皇や菅原道真などの歴史上の人物まで祀られています。崇拝されているだけでなく、神として祀られています。その点が非常に日本的です。もちろん、天照大神《あまてらすおおみかみ》や大和武尊《やまとたけるのみこと》などの日本神話（古事記・日本書紀）に登場する神々を祀っている神社もありますが、それらの神々も歌い、踊り、喧嘩もします。浮気もするし、嫉妬もします。およそ神様らしくありません。要するに、日本的神話の世界は「この世」と大差ないのです。もちろん、多神教です。日本人は、ある一つの神だけを信じることに対して固苦しさを感じてしまうようです。

このような日本人独特の宗教的心情は、日本人の心の奥底まで浸透しています。そのため、中国から仏教が伝来したときにも、日本人は、本来の仏教をそのまま受け入れるのではなく、日本風にアレンジしてしまいました。そのため、現在の日本の仏教は、釈迦が説いた教えとはかなり違ったものになっています。次節では、まず、釈迦の教えをみた後に、日本仏教の特徴についてもみてみましょう。

瀬戸内寂聴『寂聴　般若心経―生きるとは』中央公論社　一九八八年
梅原猛『日本人の「あの世」観』中央公論社　一九八九年

第二節　仏教的死生観

◆釈迦の一生

仏教の開祖は釈迦です（563?B.C.～483?B.C.）。しかし、実は「釈迦」という名前は本名ではありません。釈迦の本名はゴータマ・シッダルタです。彼は今のネパールのあるあたりに本拠を構えていた「釈迦族」の王子として生まれたので、いつの間にか「釈迦」と呼ばれるようになったようです。ほかにも、釈尊（釈迦族の聖者）とか仏陀（真理に目覚めた人）などと呼ばれることもありますが、これらも本名ではなく、単なる尊称にすぎません（本書では「釈迦」で統一します）。

釈迦は「釈迦族」の王子として栄華の生活を送り、一六歳で一族の女性と結婚。まもなく一子をもうけ、何不自由なく暮らしていましたが、城外のことに関しては案外無知でした。そこで、ある日、四つの門から城外に出てみたのですが、そこで釈迦は非常にショッキングな光景を目にします。

まず東門から出ると、老衰の人に出会いました。釈迦はその老いさらばえた姿にショックを受け、人生の末路に思いをはせました。つぎに南門から出ると、病人が道端に寝かされているのをみて、人間の肉体の脆さを感じました。さらに、西門から出ると今度は死人を見たのです。釈迦はそこで「人間の最後とはこのようなものか」とひしひしと人間の有限さ・はかなさを感じたということです。そして、それまでの華やかな生活も色褪せてみえるようになり、人生は苦しみの連続のようにさえ思えるようになりました。そのような思いを抱いたまま、最後に北門から出てみると、そこに一人の修行僧（バラモン教）がいたのです。そのとき「本当の人生にいたるために開かれた門はこの門しかない」と直感的に確信した釈迦は即座に王子の地位や妻子を捨てて出家してしまいました。二九歳の若さでした。

それからは、当時のバラモン教の慣習に従って深山にこもりさまざまな苦行を積んで肉体を痛めつけました。禁欲し、厳しい修行を積むことによって悟りにいたろうとしたのです。しかし、六年間も必死に修行を積み、その結果、餓死寸前になっても一向に悟りを得ることができませんでした。

そこで、釈迦は、ついに、苦行を放棄して下山。若い女性スジャータのささげる乳がゆを飲んで体力を回復した釈迦は、今度は、ひたすら菩提樹のもとに正座して瞑想にふけることに専念しました。そして、ついに念願の悟りを得ることができ、この世の苦しみから解放されて仏陀（真理に目覚めた人）となったのです。釈迦は身をもって「人が悟りを得るためには難行苦行ではなく心のもち方が大切であること」を示したといえましょう。

自力で悟りを開いた釈迦は喜びにあふれて、しばらくは座禅三昧のうちに日々を過ごしていましたが、そのうちに、自分が悟りにいたった過程を自分一人の胸のなかだけに温存しておくのではなく、多くの人びとに語り伝えたいと願って、あちこちで説教するうちに多くの弟子たちが育っていきました。そして、最後は北方の地で病気のため八〇歳で入滅《にゅうめつ》しましたが、釈迦の死後も、彼の教えは弟子たちによって各地に伝えられ、仏教として広まっていきました。さて、それでは釈迦が悟りを得るにいたった経過をみてみましょう。

◆釈迦の悟り

釈迦の出家のきっかけとなった事件は「四門出遊」でした。このとき、釈迦は、いずれ自分にも訪れるであろう「老い・病気・死」に対してどのように立ち向かっていくのか、自信がなかったようです。「死に対する恐怖」も強かったようでが、釈迦は「死」を真正面から受け止めようとしました。

そして、生老病死について、菩提樹の下で長い間沈思黙考した末にたどりついた結論は、「死に対する恐れは生への執着から起こり、生への執着は物への執着から起こり、物への執着は欲望から起こる」ということでした。

移ろいゆくはかないこの世の事物に執着し、財産が失われはしないか、健康が奪われたらどうしよう、老後の生活は大丈夫だろうかなどと心配し、わが身かわいさのあまり、自分自身を守ることばかり考えていたら、とても一日一日を平穏な気持ちで過ごすことはできません。毎日が心配の連続で、悩みは尽きることがありません（一切皆苦《いっさいかいく》）。このような悩みの原因はすべて「欲望」だというわけです。欲望から物への執着が起こり、生への執着が起こるからです。だから、人生における苦しみから自由になるためには欲望を断ち切ることが必要になります。そこで、釈迦は欲望を断ち切るために体得すべき根本的な真理として三つの真理を示しました。その三つの真理とは「諸行無常・諸法無我・涅槃寂静」です。これらの真理は三法印《さんぽういん》と呼ばれていて、仏教の根本真理とされています。では、つぎに、三法印の具体的な内容をみてみましょう。

◆諸行無常《しょぎょうむじょう》

皆さんは「いろは歌」を知っていますか。今は五〇音表（あいうえお）で文字を覚えますが、戦前までは「いろは歌」を使って字を覚えていました。だから、「いろは歌」は日本人にとても親しまれている歌です。と同時に、実は、「いろはにほへとちりぬるをわかよたれそつねならむ。うゐのおくやまけふこえてあさきゆめみしゑひもせす」という四七文字のなかには深遠な仏教思想が盛り込まれています。ひらがなだけで書かれていると仏教思想とは関係のないような印象を抱く人もいるかもしれませんが、つぎのように漢字まじりで書き直してみると、だんだん仏教思想らしい色彩をおびてきます。

色は匂へど散りぬるを
我が世誰ぞ常ならむ
有為の奥山今日越えて
浅き夢見じ酔ひもせず

ひらがな書きと比べるとかなり仏教に近づいた感じがしますね。それでは「いろは歌」の意味を考えてみましょう。「色は匂へど散りぬるを」とは「美しい花も色あせて散っていくように、どんなに美人でもいつかはその美貌も衰える」という意味です。同様に、この世で権勢をほこっている人も、それがずっと続くことはありません（我が世誰ぞ常ならむ）。この世のすべてのものは移り変わります。それを思うと、ほんとうに辛い人生です。けれども、今、やっとこの世における煩悩を超越することができたので（有為の奥山今日越えて）、この世限りで終わってしまうような浅はかな夢に酔うようなことはなくなりました（浅き夢見じ酔ひもせず）。

以上が「いろは歌」の内容です。そして、これこそ、仏教の根本思想である「諸行無常」です。「諸行」とは「私たちの経験するすべてのもの」であり、それが「無常（常でない）」ということです。つまり、「諸行無常」とは「この世の中のすべてのものがずっとそのまま続くということはありえない」ということです。すべてのものは最後には消滅する宿命を背負っています。だから、人びとがこの世で追い求める夢（地位、名誉、財産、権力、美貌など）はすべて結局空しいものです。それらに執着することをやめてしまえば気が楽になります。いつまでもこの世的な欲望に振り回され、むやみに生にしがみついていては、本当の意味で「生きる」ことができないからです。このように、仏教では、まず、この世的なものへの執着を断つことからすべてが始まります。「諸行」は「無常」なのですから。

この「諸行無常」の思想は、「いろは歌」ばかりでなく、日本の文学にもしばしば登場してきます。たとえば、鴨長明の『方丈記』は次のような一節から始まっています。

ゆく河の流れは絶えずして、しかも、もとの水にあらず
よどみに浮かぶうたかたは、かつ消えかつ結びて
久しくとどまりたるためしなし
世の中にある、ひととすみかと、またかくのごとし

河の水はいつも流れています。とどまることがありません。同じ水が同じ箇所にじっとしていることもありません。よどみに浮かんでいる泡も同様です。泡ができたと思ったらすぐに消えてしまいます。長いあいだそのままの状態を維持することはできません。世の中のすべてのことも泡のようなものです。ずっと永久に続く事象は一つもありません。すべて移り変わっていく運命にあるのです。

『平家物語』の書き出しも「諸行無常」です。

祇園精舎《ぎおんしょうじゃ》の鐘の声　諸行無常の響きあり
沙羅双樹《さらそうじゅ》の花の色　盛者必衰《じょうしゃひっすい》の理《ことわり》をあらはす
奢《おご》れる人も久しからず　ただ春の夜の夢のごとし
猛《たけ》き者もついには滅びぬ　偏《ひとえ》に風の前の塵に同じ

祇園精舎とは釈迦を崇拝するある豪商が建てたとされている僧坊です。そこには遠くから大勢の僧侶が集まりましたが、なかには病気になる人もいました。そのため、祇園精舎には病院もありました。重症病棟もありました。「無常院」と呼ばれるその病棟には、中央に仏像があり、その背後に寝かされている患者は、仏像の手から伸びている幔竿《ばんかん》という竿を手に握って寝ていました。そして、やがて寿命がつきて患者が亡くなると、無常院に吊るされた鐘が打ち鳴らされました。したがって、「祇園精舎の鐘の声」は「死を告げる鐘の音」なのですが、この鐘の音が「諸行……無常……諸行……無常」と聞こえたということです（祇園精舎の鐘の声　諸行無常の響きあり）。

つぎに登場する「沙羅双樹」は、釈迦が亡くなるときに四方に生えていたという鮮やかなうす黄色の花が咲く熱帯樹で、東西南北に二本ずつ（双樹）、合計八本が生えていました。『平家物語』では、その沙羅双樹の花の色が釈迦入滅と同時に真っ白になってしまったと書かれています。「鮮やかな沙羅双樹の花も色あせてしまうように、どんなに健康な人でもいつかは死ぬ」ということを象徴しているようですね。さらに、どんなに権勢を誇っている人でもいつか必ず衰えます。それは必然のことなのです（沙羅双樹の花の色　盛者必衰の理をあらはす）。同様に、自信満々で「向かうところ敵なし」という生き方をしている人でもそういう状態が永遠に続くことはありません。春の夜の夢のようなものです（奢れる人も久しからず　ただ春の夜の夢のごとし）。勇者もやがて滅びます。風の前の塵のようにはかないものです（猛き者もついには滅びぬ　偏に風の前の塵に同じ）。「諸行」は「無常」です。

◆諸法無我《しょほうむが》

諸行無常は仏教の根幹をなす真理ですが、諸法無我も仏教を理解するうえでキーワードになる真理です。社会生活をおくっていくうえで基本になる真理である「おかげさま」の思想だからです。「諸法無我」の本来の意味は「自分および自分を取り巻く一切の現象は自分だけでは決して成り立たない」ということです。自分が今日あるのも、自分が日々生活できるのも、すべて何かの「おかげ」であって、人間は決して自分一人で「ここにある」こともできないし、自分だけで「生きていく」こともできない。お互いが縁によって結ばれ、助け合っているからこそ人間は存在することができるのです。このように「縁に因って」生かされている、つまり、因縁によって生かされている自分を自覚するところから「諸法無我」が始まります。「諸法無我」においては縁を離れて「我」は存在しないわけです。要するに「おかげさま」の世界です。自我にしがみつく世界（我執の世界）と正反対の世界です。

ただし、無我とは「我」が全くなくなってしまうことではありません。それは「無心」に近い意味をもっています。私たちが何かに夢中になっているときは、時間のたつのはもちろん自分がどこにいるかということさえ忘れてしまっているときがあります。つまり「無心」になっています。「無我」はこういう心の状態に近いものです。

「無我」は心を空にすることにも通じます。たとえば、私たちが人前で話すとき、上手に話そうとすると結局あがってしまい、支離滅裂な内容になってしまうことがあります。邪心が入っているからです。自意識が強すぎるのです。では、あがらないためにはどうしたらいいのでしょう。その答えは

「自意識を捨てること」です。「我を忘れて心を空にする」ことです。自分を意識するのではなく、「自分はいったい何を伝えたいのか」に精神を集中することによって「我」を「忘れる」ことができれば気持ちが楽になり、結果的には、あがりません。冗談の一つも出てくることでしょう。

仏教的「無我」とは、そのような意味合いをもっているのです。だから、「無我」を体得すれば、どっしりとした「不動心」と「柔軟心」ができるはずです。そして、本来の意味での「自我」が発揮されることにもなるでしょう。「無」は、「虚無」ではなく、反対に、私たちを本当の意味で生かしてくれる大生命なのです。

◆涅槃寂静《ねはんじゃくじょう》

諸行無常、諸法無我の真理を悟り、無我の境地でこの世のことに執着することがなくなれば、人びとはこの世の苦しみから解放され、悟りの境地にいたることができます。その境地が「涅槃」です。したがって、「涅槃」は「悟り」や「解脱」と同じ意味です。本来ならば、諸行無常、諸法無我に続くものとしては「涅槃」という言葉だけでいいのですけれど、三法印のうちの二つまでが、諸行無常、諸法無我というように四文字なのに三番目だけが二文字では均衡が取れないので、「寂静」がくっつけられました。「寂静」とは「苦悩を超克した精神の平和」を意味する言葉であり、「涅槃」とほぼ同じ意味です。

人生は苦であること（一切皆苦）を自覚したうえで、諸行は無常であり、諸法は無我であることを体得すれば、涅槃の境地を得ることができるわけです（一切皆苦、諸行無常、諸法無我、涅槃寂静の四つの真理を「四法印」という)。

◆釈迦と輪廻《りんね》

釈迦の教えからもわかるように、本来の仏教の教義はあくまでこの世で悟りの境地に達するための智恵を説いています。あの世には主眼をおいていません。釈迦は「この世で心の平安を得るためにはどのように生きていったらいいか」を説きました。

したがって、釈迦の教えのなかには、生まれ変わりを根本理念とするインド古来の輪廻思想は含まれていません。ところが、釈迦が布教していたインド各地で信じられていたバラモン教の教義の中心は輪廻思想でした。生存中に良いことをすればその報いとして階層の高い人間に生まれ変わり、悪いことをすれば階層の低い人間、あるいは動物に生まれ変わるという考え方です。

この輪廻思想には、低い身分に生まれた者に対してその運命を甘んじて受けさせようとする意図があり、最上位のバラモン階級（主に僧侶）にとっては当時の身分制度（カースト制度）を守るうえで非常に都合のいい教義でした。自分たちの現在の地位や名誉は前世での善行の結果であり、身分の低い者たちは前世での悪行の報いを受けていると考えられるからです。

しかし、釈迦は輪廻思想を否定する立場をとりました。そして、人びとを苦しめ不安をあおるような輪廻に縛られることのない境地、輪廻を超越した境地すなわち涅槃の境地を目指すようにと説いたのです。涅槃の境地にいたれば、人間はこの世における苦しみから免れることができるばかりでなく、六道を輪廻することからも脱却することができるからです。ところで、六道とは何でしょう。

◆六道輪廻《ろくどうりんね》

六道とは、生きとし生けるものが、それぞれの善悪の因果に従っておもむく六つの道のことです。「地獄」、「餓鬼《がき》」、「畜生《ちくしょう》」、「修羅《しゅら》」、「人間」、「天」の六つがあります。「地獄」といえば、皆さんはすぐ「針地獄」とか「血の池地獄」とか閻魔様《えんまさま》などを連想し、死後のことと思うかもしれません。事実、釈迦が布教を始めたインドの地では人間は生まれ変わり死に変わりながら六道をぐるぐる回ると信じられていました。現世での行いがつぎに生まれ変わる世界を決めるわけです。これがバラモン教の「六道輪廻」です。

しかし、釈迦は、そのような形での六道輪廻を否定しました。あくまでも釈迦が念頭においたのは、今、現に生きている人間であり、死後の世界などは釈迦の念頭になかったからです。そして、釈迦は「六道輪廻」を違った意味でとらえ直しました。「六道は通常の人間が常に心にもっている世界である」としたのです。つまり、「六道」は自分自身の心の変化だということです。「人間の心は、あるときは修羅のように、あるときは餓鬼のように、あるときは人間らしい気持ちにというように六つの心の状態を常にめぐり回っている（輪廻）」というわけです。では、つぎに、六道の一つ一つについて具体的にみてみましょう。

まず、「地獄」です。「地獄」とは心がいつも怒りに満たされている状態です。そういう生き方をしていれば、人を傷つけたり、裏切ったりすることになり、結局は自分自身が苦しむ羽目になります。他人が信じられずいつも孤独で心が休まることがありません。「餓鬼」とはとめどなく欲望をむさぼっている状態です。どこまでもむさぼり続けて満足することがありません。心は「恨み」「ねたみ」で満たされます。「畜生」とはただ本能の命じるままに生きること。「修羅」とは、何事も自分中心に考えるエゴイスティックな心の状態です。そこから対立が生まれ、やがて、醜い争いに発展していきます。このようなエゴイズムとエゴイズムがぶつかり合う世界が「修羅の巷《ちまた》」です。

以上のように人間の心はともすればマイナス方向に向かう危険性をはらんでいますが、平穏で理性的な状態になることもあります。そのような心の状態が「人間」です。

さらに、「人間」よりも崇高な心の状態が「天上」です。他人のために何かをしてあげて喜びを感じているとか、仕事がうまく行って非常に寛大な気分になっているとか、学問的なことに喜びを感じているような心の状態のことです。しかし、この「天上」も長続きすることはありません。悟りの世界のような絶対的な精神的安らぎの境地ではないからです。

このように、悟りにいたっていない衆生はこの六道をぐるぐると回っているだけで、そこには本当の意味での心の平安はありません。今日仕事がうまくいって有頂天になっているかと思うと、翌日には人に裏切られて怒りに身を震わせるというように、六つの苦界をぐるぐるとめぐっているだけです。このような生き方を六道輪廻《ろくどうりんね》といいます。釈迦は、修行を積むことによってこの六道輪廻から超越することを説いたのです。

◆大乗仏教《だいじょうぶっきょう》

六道に関する釈迦の教えはここまでで終わりです。これ以上の世界、すなわち、「死後の世界」は出てきません。しかし、釈迦の死後に新しく起こった仏教の教派である大乗仏教においては、この六道に「声聞界《しょうもんかい》」と「縁覚界《えんがくかい》」と「菩薩界《ぼさつかい》」と「仏界《ぶっかい》」が付け加えられ、この四つの世界と六道を合わせて「十界」としました（図14）。

大乗仏教において、菩薩界や仏界などの死後の世界が新しく付け加えられたことは、結果的に、釈迦の教えを大きく変えることになりました。釈迦はあくまでもこの世での解脱（涅槃）を説いたのに対して大乗仏教では死後の世界のほうにも目が向けられることになったからです。したがって、大乗仏教の特徴としてはつぎの三点があげられます。

(1)「あの世」志向。死後の世界に対する関心が強く、釈迦を人間としてではなく、「仏」として崇拝し、「あの世」で仏となった釈迦が自分たちを救済してくれると考える。

(2) 他力本願。修行を積まなくても、仏の慈悲にすがろ

図14　十　界

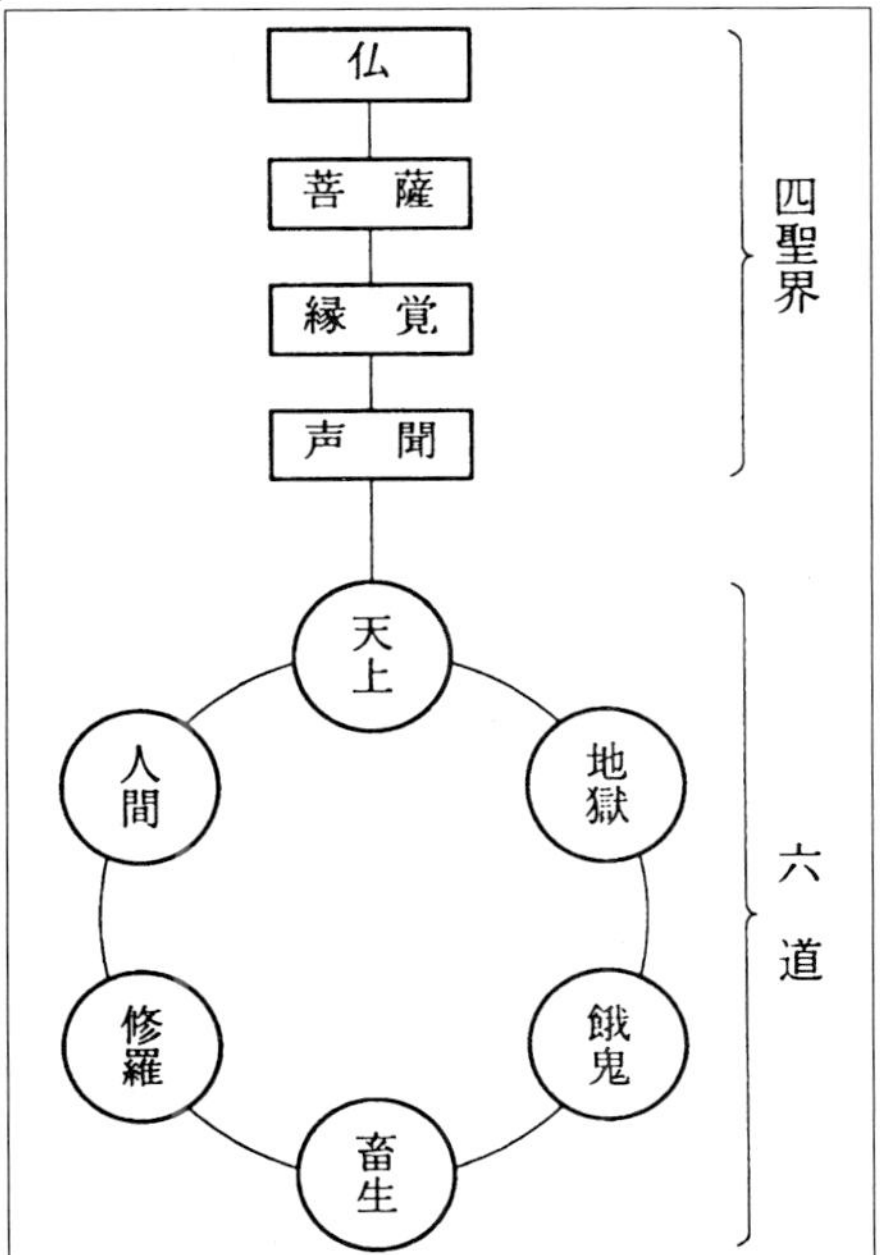

うとする気持ちさえあれば救われるという考え方が強い。「大乗」とは「大きな乗り物」の意味ですから、多くの人びとが「救済」のチケットを手にすることができます。

(3) 複数の「仏」。人間を救ってくれる有り難い「仏」は釈迦仏《しゃかぶつ》だけではなく、阿弥陀仏もいますし、薬師如来もいます（仏と如来とはだいたい同じ意味）。また、菩薩界にいる地蔵菩薩や観音菩薩なども人間救済に協力してくれます。

以上が大乗仏教の特徴です。そして、日本に伝わってきたのはこの大乗仏教でした。

◆日本の仏教

日本の仏教は大乗仏教なので、「あの世」志向が強く、他力本願的であり、複数の「仏」を拝むことに寛容です。

しかし、日本の仏教にもいろいろな宗派があり、それぞれに少しずつ信仰内容も違っています。まず、日本の仏教宗派のなかで代表的な存在である浄土宗は、その名の通り、「浄土」を信じる宗派です（開祖・法然）。西方の極楽浄土にいる「阿弥陀仏」の救いを信じ、ただひたすら「南無阿弥陀仏」と念仏を唱えることによって、阿弥陀仏の慈悲による極楽往生を願います。「南無」とは「命がけで信じる」という意味ですから、「南無阿弥陀仏」とは「阿弥陀仏さまあなたを信じますから、どうぞ極楽往生させてください」というような意味になります。

なお、浄土宗から派生した宗派に浄土真宗がありますが、その開祖である親鸞は、師の法然よりもさらに絶対他力の色彩を強め「この世的観点からみれば到底救われないような悪人であっても、阿弥陀仏の慈悲にすがろうとする心さえあれば救われる」と説きました。そればかりでなく、この世で悪人であればあるほど阿弥陀仏の慈悲にすがりたいという気持ちが強いであろうから、かえって、常人よりも救われやすいのではないかという逆説的発想をしたことで有名です（悪人正機説《あくにんしょうきせつ》）。

親鸞の悪人正機説の背景には、彼自身がもろもろの煩悩《ぼんのう》に苦しめられていたという事実があります。とくに親鸞が苦しめられたのは愛欲でした。もちろん、そのような欲望をもつことは僧侶として好ましくないことです。親鸞は必死に愛欲を振り払おうとしましたが、どうしても断ち切ることができないままに苦悩の日々が続きました。そして、そのような苦悩の末に、親鸞は、「信仰の本質は、煩悩を払拭《ふっしょく》して清い生活をするところにあるのではなく、煩悩を断ち切れない弱い自分自身をさらけ出して、しかも、なお、仏の慈悲による救いを希求する心にこそ信仰の本質があるのではないか」という結論に達し、ついに、それまで僧侶には禁じられていた結婚に踏みきりました。それ以後、日本では僧侶の結婚が黙認されるようになったようですが、日本と同じ大乗仏教の国である中国・台湾などでは、今でも、基本的に僧侶の妻帯は禁止されています。

つぎに浄土宗や浄土真宗とはかなり教義が異なっている宗派として日蓮宗があります。日蓮宗の信仰の対象は阿弥陀仏ではありません。したがって「南無阿弥陀仏」を唱えることはありません。では、何を唱えるのでしょう。それは「妙法蓮華経《みょうほうれんげきょう》」という経典です。略して法華経《ほけきょう》といいます。

浄土宗が阿弥陀経（浄土の世界が美しく描写されている）を基盤としているのに対して、日蓮宗では法華経を重視しています。「釈迦の教えがもっとも忠実に反映されているのは法華経である」と信じているからです。そして、ただひたすら「南無妙法蓮華経《なむみょうほうれんげきょう》」とお題目を唱えることによって法華経の功徳《くどく》を得ようとします（「南無阿弥陀仏」は念仏。「南無妙法蓮華経」はお題目を唱えるので、浄土宗や浄土真宗は念仏宗、日蓮宗は題目宗と呼ばれることがあります）。

以上の仏教宗派は他力的色彩が強いのですが、自力的色彩の強い宗派もあります。それは臨済宗や曹洞宗に代表される禅宗です。禅宗の特徴は、ひたすら座禅すること（只管打坐《しかんたざ》）によって悟りを得ようとするところにあります。修行も厳しく、雲水《うんすい》（修行僧）たちは、朝早くからの座禅・読経《どきょう》・堂内清掃・托鉢《たくはつ》・講義そして一日二回の食事（一汁一菜《いちじゅういっさい》）という日課に明け暮れます。このように非常に簡素化され、余分のものを捨て去った生活のなかから自力で悟りにいたろうとするわけです。日本の仏教のなかでは、もっとも原始仏教（釈迦が開いたころの仏教）に近いとされています。

◆仏教による癒し

このように考えてくると、日本の仏教は決して死者の供養だけを行う宗教ではないことがわかります。しかし、大多数の日本人は仏教をお葬式と結びつけてしまうため、仏教は縁起の悪い宗教と考えられ、病院から敬遠されています。私がある病院で家族に付き添っていたときのことですが、同室の患者のラジオから僧侶の読経の声が流れてくると、その人は「縁起でもない」といって、即座にスイッチを切ってしまいました。これが一般的日本人の感情でしょう。

では、どうして日本の仏教は「死」と直結しているのでしょう。その理由としてもっとも強調される点は「日本仏教が先祖供養を行っている」ということです。もちろん、先祖供養は本来の仏教の教理とは関係ありません。しかし、日本人は古来より、あの世での先祖の実在を強く信じ、これを鎮めたり、慰めたりする儀式を行ってきました。そうすることによって生きている者もまた功徳《くどく》を受けることができると信じていたからです。ご先祖さまのご加護です。したがって、仏教伝来と同時に先祖供養の伝統を排除するわけにはいかなかったのです。もし排除したら、仏教が日本において宗教として存立するための基盤そのものをも失ってしまったかもしれません。

そのようなわけで、日本の仏教は先祖供養の儀式をとり行うとともに、葬送も担当し、さらには墓守りの仕事さえしています。そして、「死」と密接に結びついてしまったため、一般的な日本人は自分が病気になったときに仏教に救いを求めようとはしません。末期患者の場合はなおさらです。家族は決して僧侶を近づけようとはしないでしょう。袈裟を着た僧侶が見舞いにきただけで「あの部屋の人はもう危ないらしい」という噂がたつこともあります。しかし、本来の仏教は、つぎの例のように、死に直面した人びとに平安を与えることのできる宗教なのです。

鈴木章子《あやこ》さんは、一九八四年五月、自分が園長をしている幼稚園の園児が「えんちょうせんせい」といって勢いよく胸に飛び込んできたときに左乳に突き刺すような激痛を感じました（四三歳）。検査結果は悪性腫瘍。乳がんでした。そして手術。さらに三年後に肺転移。再び、肺の上葉部切除の大手術。そして、術後の傷も癒えないうちに実父・実母が病死。つぎつぎと苦難が鈴木さんに降りかかってきたわけですが、この当時の心境について彼女はつぎのように述べています。

父が逝き、一ヶ月も経たぬのに母が命終しました、周りの方々が病人の私を心配して下さるのですが、別れの悲しみはありますが、むしろ、私の還りゆくところが明らかになりまして、暗い夜道の先に我家の灯りがポーッと見えたときのあの青春の夜景の冬の帰省のときを思い出します。説明の尽き難いことですが、父母が逝きましてからは、山から地から、空から木立からいのちの息吹が伝わってまいりまして、それらのいのちととけあって父母のいのちがたゆたゆと流れているのを感じます。今迄になくお浄土が温かく、懐かしく、豊かで明るく感ぜられます。大切な人を失いましたのに、何故こんなに充足していられるのか不思議です。私も遠からず子供達を残して逝く日が来ると思いますが、私の死を縁として、今のこの私の充足が子供達にも訪れることが明らかでありますので、死ぬこともまた生きて共にすることと同じく有意義なことだと満足です。

（鈴木章子『癌告知のあとで』六四頁）

鈴木さん自身が重大な病を抱えているときに両親があいついで亡くなったことはこの世的にみれば「不幸」です。「どうしてこんなことに?」と運命を呪う人も多いでしょう。

しかし、鈴木さんは違います。熱心な浄土真宗の信者であった鈴木さんにとっては近々自分も行くことになる「お浄土」がぐっと身近になりました。その「お浄土」にはすでに両親が先に着いて娘を温かく迎える準備をしてくれています。「お浄土」に灯をつけて待ってくれています。そこは鈴木さんの「還りゆくところ」です。「帰りゆくところ」ではなくて「還りゆくところ」と書いた点にも意味があります。浄土とこの世は一方通行ではなくて還流する関係なのです。浄土での息吹は山川草木を通してこの世に伝わってきて、その息吹がこの世の人びとを護ってくれます。阿弥陀如来（仏）におすがりする気持ちをもって一生懸命念仏を唱えれば必ず極楽往生できるので、死後の世界についての不安もありません。極楽浄土に行くためにはただひたすら念仏を唱えるだけでいいのです。つぎの詩のように、念仏以外の諸条件は何もありません。

二河白道

そのままで
わが呼び名をきいて
まっすぐ来いと
おっしゃるので
このままで
汚れたままで
還ります
汚れを落とす
術をもたない私だから……。

（一九八八年八月一九日）（鈴木章子『癌告知のあとで』一四三頁）

この世の生き様を問われることもなく無条件に浄土に受け入れられることを確信している鈴木さんには死の恐怖はありませんでしたが、それでも、子どもたちや夫のために少しでも長くこの世にとどまりたいと積極的に治療を受けました。しかし、病の進行は非常に早く、一九八八年九月にはがんが転々移（再転移）。手術不可能を宣告されますが、「転々移を告げられても　ああ　そうですか　これから治療法を考えてゆくだけ　私が死ぬ身であること　少しも変わらぬ事実が　私に衝撃をあたえない佛智の眼はあたたかい」（「佛智」一九八八年九月一六日）という心情そのままに鈴木さんの心は冷静そのものでした。そして、その年の大晦日（一九八八年一二月三一日）に四七歳で安らかに浄土に旅立ちました。

以上のような鈴木さんの生きざまをみると「仏教は死者を弔うための宗教である」などとはとても思えません。むしろ、仏教は心豊かに生き切るための智恵を授けてくれる宗教のように思えますが、日本の現状では仏教ホスピスであるビハーラにおいてさえ衣を着たお坊さんが敬遠されているという現状があります。残念なことです。

しかし、「死」に直面している人に対して宗教の果たす役割は非常に大きいものがあります。したがって、大部分の日本人が、「死」を前にして、まったくの無宗教であるということは望ましくないことは確かです。そして、やはり、日本人にとってもっとも身近な宗教は仏教であることも間違いないのですから、仏教がもっと病人に近づくことは、これからの日本のターミナル・ケアにとって重要なことでしょう。

副島正光『釈迦』清水書院　一九八八年
沢井信順『いろはにほへと』創風社出版　一九八九年
鴨長明『方丈記』（新潮日本古典集成　第五巻）　一九八八年

佐藤謙三校註『平家物語』角川文庫　一九八九年
道元著　水野弥穂訳註『正法眼蔵』岩波文庫　一九九〇年
鈴木章子『癌告知のあとで』探求社　二〇〇〇年

第三節　キリスト教

◆ユダヤ教とキリスト教

多くの日本人は、キリスト教を理解しようとするときには、まず、聖書に目を通します。聖書はキリスト教の聖典だからです。そして、その聖書を開いてみると、最初に旧約聖書があり、次に新約聖書があります。そこで、「旧約聖書も新約聖書もキリスト教の教えである」と思ってしまう人が多いようです。

ところが、実は、旧約聖書と新約聖書はそれぞれ異なった宗教の聖典です。旧約聖書は基本的にはユダヤ教の聖典であり、新約聖書がキリスト教の聖典です。旧約聖書では「ヤーヴェ（エホバ）」の言葉が中心になっていますが、新約聖書では「イエス・キリスト」が中心となっています（マタイ、マルコ、ルカ、ヨハネの四人のイエスの弟子とその他の伝道者によってイエスの言動が記録されている）。

「ヤーヴェ」はユダヤ教の神、「イエス・キリスト」はキリスト教の神です。では、どうして、二つの宗教の教えが同じ一冊の「聖書」のなかに入っているのでしょう。その理由は、キリスト教がユダヤ教から発展した宗教だからです。その証拠に旧約聖書の「ヤーヴェ」は新約聖書の「イエス・キリスト」の父親です。イエスはヤーヴェのたった一人の子どもであり、父であるヤーヴェの教えを述べ伝えるためにこの世に遣わされました。だから、新約聖書では旧約聖書から引用されている部分が非常に多くみられます（井上洋治『福音書を読む』七―一〇頁）。

旧約聖書の神は天地創造の神です。でも厳しい神であり、アダムとイブを楽園から追放した神でもあります。その後の記述においても、創造主である神から人間が離反し、堕落して、神の罰を受ける厳しさは言語に絶するものがあります。「ヨシュア記」では、「この街は不潔な街」ということで、神の神託を受けたヨシュアによってジェリコの街の男も女も牛もラクダもすべて滅ぼされてしまいました。

◆ヨブの信仰

ユダヤ教の神（ヤーヴェ）は、ひたすら厳しい神であり、旧約聖書の『ヨブ記』には、そのような神の性格がよく表れています。その大要はつぎのようなものです。

あるところにヨブという人がいました。財産もあり、子供にも恵まれ、すべてがうまくいって幸福な生活をしていました。そのうえ、ヨブは信仰深く、生活面でも後ろ指を指されることは何ひとつなく、真面目に生きていたのに、ある日、突然、次々と苦難が襲ってきます。まず初めに、全財産が失われ、次に愛する子供達をすべて失い、さらにヨブ自身も全身が嫌な腫れ物に覆われ苦しみ始めます。当時は、腫れ物はその人の罪の結果だと考えられていました。そこで、ヨブは「自分は今まで正しいことをしてきたのに、どうして、子供を失い、財産を失い、自分までも重い病気になるというようなひどい目にあわなければならないのだろう」と、神に対して疑問を投げかけます。友達も彼から離れていってしまいます。そのため、ヨブは病苦と孤独のため、心身両面において、耐え難いほどの苦痛にさいなまれるのですが、その苦痛が極限に達したと思われるときに、嵐のなかから神の声が聞こえてきました。その声は、ヨブに向かって、「お前はわたしと法廷で争うなどと生意気なことを言っているが、お前はいったい世界がどのくらい広いか知っているか、海の深さがどのくらいあるか知っているか」などと、非常に厳しい声で責め立てます。その神様の声の迫力に押されてしまって、ヨブは「もう分かりました。私はもう黙ります」と言って平身低頭してしまって、「今までの自己主張を引っ込め、これからは神の言葉に謙虚に耳を傾けます。」と平謝りに謝ります。

（『旧約聖書』ヨブ記より）

以上のような話です。実際に聖書に書かれている話では再びお金が儲かって子どももできますが、これは、後世の人びとが「これではヨブがあまりにもかわいそうだ」ということで、後からくっつけた話だといわれています。旧約聖書の神様は厳しい神様ですから、こんなに苦しんでいるヨブを前にしても、彼を慰めたり、孤独から救い出したりしてはくれません。ただ苦しませておきます。しかし、苦しんで、苦しんで、苦しみも限界にきたときに、ヨブの前に現れて語りかけたのです。そこで、神の声を聞いたヨブは今までの一人よがりな自分中心の信仰を反省し、神に謝ります。そこからヨブの本当の信仰が始まるわけです。

ヨブの方向転換の過程は仏教において解脱（悟り）にいたる過程と似たところがあります。人生を結構楽しんでいる人には悟りはなかなかやってきません。悟りにいたる第一段階として、人生を苦と感じること、この世的な幸福はすべて無常だと感じること（諸行無常）が必要なのです。そうすると、諸法無我から涅槃寂静への道が開けてきます。ヨブがこの世的な幸福をすべて失ったときに初めて神と出会うことができたのと同じです。

でも、ヨブの場合、せっかく出てきてくれた神様はヨブの苦しみを引き受けてはくれませんでした。ただ叱っているばかりです。これがユダヤ教の神の特徴です。しかし、イエス・キリストはそこで救いの手を差し伸べてくれる神です。イエス・キリストとは「救い主イエス」を意味していることからもわかるように、イエスは、人間の背負い切れない重荷をともにになうためにこの世につかわされました。新訳聖書には、「疲れた者、重荷を負う者は、だれでもわたしのもとに来なさい。休ませてあげよう」（新約聖書「マタイによる福音書第一一章」）と書かれています。

◆イエスの生涯

イエス・キリストの母であるマリアはヨセフと婚約中に身ごもってしまいました。婚約中に妊娠したのですから二人は大いに困惑していましたが、ある日、マリアの夢に神様があらわれ、「マリアよ、マリアよ、あなたの身ごもっている子どもは神の子である」というお告げがあったということです。このようにイエスは出生の段階からすでに人間的ではありませんでした。処女であるマリアが身ごもったからです（処女懐胎《しょじょかいたい》）。ということは、イエスは人間の性行為によってではなく神の意思によって授かった子どもであることを意味しています。すなわち、イエスは人間の姿をした神だったのです。

イエスは成長するに従って、神殿に出入りし、当時のユダヤ教の祭司たちの話を聞き、彼らと議論するようになりました。しかし、どうも、ユダヤ教の教えとイエスの考えは一致せず、両者の間に摩擦が絶えません。また、イエスは、病人を癒したり、生まれながらの盲人を見えるようにしたり死人を生き返らせるなどの奇跡を行ったので、多くの人びとがイエスを慕い、続々とイエスの信奉者が増えていきました。「イエスは神ではないか」という人も出てきましたし、イエス自身も「私は神の子である」といっていました。そこで、この様子をみたユダヤ教の祭司たちは敵対心をあらわにして、「イエスは神を冒瀆する者である」という理由でイエスを十字架の刑につける計画をたて始めたのです。十字架というと何かロマンチックな感じをもつ人もいるかもしれませんが、十字架の刑は当時ではもっとも重い刑で、十字架上でじわじわと殺していくむごい刑でした。

イエスはユダヤ教の祭司たちの企てをすべて見通していましたが、それを封じることもなく、甘んじて刑を受けようとしました。イエスが十字架の刑につくことには宗教的な意味もあったからです。それは「すべての人間の罪を償う」ということでした。

その後、イエスはほんの形式的な裁判の後に、十字架を背負ってゴルゴタ（しゃれこうべ）の丘へと向かったのですが、すべてを甘んじて受けたイエスでさえ、その最後にさいして、大声で、「わが神、わが神、どうして私をお見捨てになったのですか」と叫びながら息を引きとったということです。「死」は、やはり、苦しく哀しいことなのです。イエスの「死」も例外ではありませんでした。そして、その死に方が人間と変わらなかったことは、「あくまでも人間の苦しみを自分の苦しみとして分かち合うという神の愛のあらわれだった」といわれています。

なお、キリスト教における「罪」とは、人間が誕生以来背負っている「罪（原罪）」を意味します。私たちの心の奥に潜んでいる「神を無視し、自分の思うままに生きようとする傲慢な気持ち」が「罪」とされています。これは、仏教における「我執《がしゅう》」とよく似ています。どちらも、「自分が、自分が」と自分の狭い枠に閉じこもり、自分だけで生きていこうとする姿勢だからです。この姿をキリスト教では「原罪」といい、仏教では「我執」といいます。そして、仏教では得度式《とくどしき》によって過去の自分を捨てますが、キリスト教では洗礼を受けることによって過去の自分と決別します。キリストとともに十字架につき一度死ぬわけです。それでは、死んだあとはどうなるのでしょう。

ここで、また、さっきのイエスの十字架の刑の話にもどりましょう。イエスが十字架上で死んでしまって、そのまま何も起こらなかったら、イエスは単に悲劇の主人公にすぎなかったことになります。一般民衆は「やはり、イエスは神ではなかったのか」と思うことでしょう。しかし、イエスは人であるとともに神であったのですから、イエスの死後、何かが起こらなければなりません。そして、事実、大いなる奇跡が起こりました。処刑後三日目にマリアたちがお墓に行ったところ、イエスの遺体が消えていたのです。遺体が盗まれたのでしょうか。いいえ、違います。イエスは蘇《よみがえ》ったのです（復活）。

したがって、キリスト者も洗礼を受けたあとは霊的にまったく新しい人間となって蘇ることになります。そして、イエスとともに生きていく道を歩みます。しかし、「ともに生きる」といっても、実際には、復活したイエスは天国にいってしまっています。この世にはいません。どうしたらいいのでしょう。そこで、この世でイエスの代わりの働きをするものとして「聖霊」があります。

聖霊とは神が人間に吹き込む風のようなもので、目には見えないけれど、人間の心の奥底にまでしみわたって、人間の目を神のほうに向けさせる役目をします。聖霊は、神が人間に直接働きかけるための手段とでも考えたらいいかもしれません。キリスト教では、洗礼を受けたあとは聖霊に導かれて歩んでいきます。この「聖霊」の存在がキリスト教の特徴です。聖霊はヤーヴェ（イエスの父）やイエスと一体であると考えられています。つまり、「父と子と聖霊とは一体である（三位一体説《さんみいったいせつ》）」ということになります。

◆イエスの復活と天国

イエスが復活して天に昇り、父とともに聖霊の働きを通して今もなお人間に働きかけていると信じることはキリスト者にとって大きな救いになっています。日本キリスト教団というキリスト教団体の議長をしていた鈴木正久牧師（1912〜1969）は末期の肝臓がんにかかり、そのことを娘さんから告知されましたが、告知された日のことをつぎのように語っています。

娘の玲子から、「実はお父さん、こういうわけで、もう手のつくしようがないんだ」と聞いたときには、何かそれは本当に一つのショックのようでした。今まで考えていた「あす」がなくなってしまったわけです。「あす」がないと「きょう」というものがなくなります。そして急に何やらその晩は暗い気持ちになりました。寝たのですけれども胸の上に何か真っ黒いものがのしかかってくるような気持ちでした。とにかく思いがけないことであったわけですから、神経が高ぶっていました。わたくしはそのとき祈ったわけです。子供のとき自分の父親を呼んだように「天のお父さん、お父さん」と何回も言ってみたりしました。それから、「キリストよ、聖霊よ、どうか私の魂に力を与えてください」と祈りました。そうしたらやがて眠りがきました。明け方までかなりよく静かに眠りました。そして目が覚めたら不思議な力が心の中に与えられていました。もはや恐怖はなく、かえってすべてがはっきりした明るさが戻ってきました。本当に輝かしい明日というものが、地上の生活を越えて、死をも越えて先に輝いていると感じることができました。「キリスト・イエスの日」という本当の明日があるから、今日という日も輝かしく感じることができます。そして、私は今日も人間として充実した一日を生き、明日もまた生きていくのです。それから先の日々のなかには肉体の死というものがありますが、そのことをも越えて生きて行くのです。それは主によって備えられた道なのであって、そこでは新しい生き方がまた発見できる道なのです。

（村上伸編著『死と生を考える』一八九—一九六頁）

肉体的な死を目前にした鈴木牧師の心のなかで「父と子と聖霊」に対する信仰がみごとに調和し、彼に魂の平安をもたらしている様子がよくわかります。このように、キリスト教徒にとってはイエスの復活は重大な意味をもっています。イエスが復活して天国から聖霊を通して自分たちに働きかけてくれているからこそ「肉体的な死をも越えた明日」があるのです。その意味では、肉体的な死は神によって備えられた道の一過程でしかありません。イエスが肉体の死後に復活し天国に昇ったように、キリスト者も、また、肉体の死後、新しい生への第一歩を踏み出します。残される家族にとっては「死」は非常に悲しい別れですが、死にゆく人にとってはほんのちょっと違った世界へいくための節目だともいえます。

鈴木牧師の最後をみてもわかるように、キリスト教においては神と個々の人間との間に人格的関係があります。神は常に一人一人に働きかけ、働きかけられたほうも常に「祈り」という形で神と対話します。それに対して釈迦は、キリストほどには、個々人に対して強力に働きかけることはありません。釈迦自身が悟りにいたった方法を述べ伝え、その方法を広めていくことによって、人生の苦しみから人びとを救おうとしただけであって、「私を信じれば救われる」などとは釈迦は教えませんでした。したがって、「人間を愛する」という点においても、仏教では「お互いに因縁によって生かされているのだから、みんな、慈悲の心をもち、互いに愛し合いましょう」と説いています。お互いの調和が重視されます。しかし、キリスト教の「隣人愛」では、人間と人間との間に「神の愛」が、はっきりと位置づけられています。

◆隣人愛

イエスが一生を賭けて人間に説こうとしたことは「隣人愛」でした。聖書には隣人愛についてつぎのように書かれています。

律法の専門家が、イエスを試そうとして尋ねた。「先生、律法の中で、どの掟が最も重要でしょうか。」イエスは言われた。「心を尽くし、精神を尽くし、思いを尽くして、あなたの神である主を愛しなさい。」これがもっとも重要な第一の掟である。第二も、これと同じように重要である。「隣人を自分のように愛しなさい。」　律法全体と預言者は、この二つの掟に基づいている。

（新約聖書「マタイによる福音書」第二二章）

キリスト教の愛の根本にはまず「神の人間に対する愛」があります。私たちが望むと望まないとにかかわらず、神は常に私たちに愛を降り注いでくれています。それは、イエス・キリストが十字架上で身をもって示したように、命をかけた愛です。イエスは、人間を愛しているからこそ、人間の罪を背負って、人間の身代わりとなって十字架の刑を受けたのです。そのような神の愛を受け入れるかどうかは人間の側の判断に任せられています。

この世的ないい方をすれば、最初は、「神のほうからの片思い」です。キリスト教では、その神の愛を受け入れることが信仰の第一条件です。そして、つぎの段階として、神の愛を受け入れたキリスト者は「心を尽くし、精神を尽くし、思いを尽くして」、神を愛したいと思います。それは人間の心情として当然のことでしょう。でも、残念ながら、この地上には神（イエス・キリスト）は具体的な姿をとって実在していません。だから、直接的な行動として神を愛することはできません。

では、どうすればいいのでしょう。そこで、神に代わる人びとが登場します。それが「隣人」です。「隣人を自分のように愛しなさい」と書かれている通りです。また、別の聖書の箇所でも「はっきり言っておく。わたしの兄弟であるこの最も小さい者の一人にしたのは、わたしにしてくれたことなのである」（新約聖書「マタイによる福音書」第二五章）と書かれています。この「最も小さい者」が「隣人」です。それは社会の片隅で苦しんでいる人びとです。飢えている人、病気の人、宿のない人、孤独にうちひしがれている人などです。それらすべての「最も小さい者」が「隣人」です。

その隣人愛を実行した人としてはマザー・テレサがあげられます。インドにあって、毎日、路上で死んでゆく人びとに「人間らしい尊厳のある死」を与え続けたマザー・テレサはつぎのようにいっています。「わたしは毎日二回聖体を拝領しています。第一回目は早朝に行われるミサで、イエス・キリストの聖体を拝領します。第二回目は『路上で死にゆく人びと』に接するときです。彼らは私にとって、イエス・キリストそのものです。毎日イエス様のお世話をさせていただいているのです。何人ものイエス・キリストに触わらせていただいて私は光栄です」と……。

キリスト者であるマザー・テレサにとって、「路上で死にゆく人びと」は、すべて隣人であり、また、イエス・キリストそのものにほかならなかったということです。彼女が瀕死の路上生活者を「死を待つ人の家」に連れていって、彼らの身体についているウジを取り除き、さっぱりとした服を着せてあげて、ベッドの上に寝かせ、「あなたの生きてきたことは決して無駄ではなかったのですよ。あなたは独りぼっちではないのですよ」と、じっと手を握っているときは、彼女にとっては、まさしく、イエスの手を握らせていただいているのと同じことでした。

マザー・テレサのような傑出した人でなくても、さまざまなところでボランティアとして奉仕している平凡なキリスト教徒の心の底には、やはり、「隣人愛」があります。病院の起源も、社会の底辺層の人びとのために尽くすこと、すなわち、彼らの隣人となることが基本理念となっています。その行為は決して偽善ではなく、イエスに愛されている者として当然の行為なのです。

いっぽう、釈迦の教えのなかには「誰かを助けることがすなわち釈迦を助けていることになる」とか「隣人を愛することが釈迦を愛することだ」などという論理はありません。その代わり、「縁によって同時代に生きている者としてお互いに助け合いなさい」と説かれています。また、キリスト教では個人個人がそれぞれに神と一対一の関係を結んでいますが、仏教では、大宇宙のなかでのお互いの調和が重視されます。したがって、仏教圏に属する日本人はまず周囲との調和を第一にするため、比較的他人の目を気にする傾向があります。それに対して、キリスト教圏の人は「神に恥じることがなければ何も恐れることはない」という考えが強く、周囲の目をあまり気にしません。個性的な性格、個性的な生き方の人が多いのはそのためかもしれません。

◆イエスと病人

聖書では「病気」はどのようにとらえられているのでしょうか。新約聖書には、実に多くの病人が登場してきます。イエスは病人の苦悩を自分の苦悩として感じることのできる人でした。その証拠に、イエスが深く心を動かされて、奇跡を行う場合の対象はほとんど病人です。

また、イエスは娘や息子が死んで嘆き悲しんでいる両親の気持ちに心を動かされ、死者を生き返らせたこともありました。有限な存在である人間がどうしても克服できないものは「死」です。さらに、愛する肉親の死ほど悲しいものはありません。イエスは、その気持ちをしっかりと受け止め、「死」は恐ろしいものではないこと、神は「死」をも「生」に変えることができることを示したのです。この奇跡によって、ほんとうにその人が生き返ったのかどうか、現代に生きている私たちは実際に確認することはできませんが、いずれにしても、「これらの奇跡によってイエスが『命の再生』を伝えようとした」ということだけははっきりしています。

キリスト教は「死」に対して明確な指針を与えているので、日本のホスピスのなかにもキリスト教主義のホスピスが多く見受けられます。それらのホスピスでは礼拝堂があり、そこで、結婚式やお葬式をすることができます。お葬式の参列者は生花に囲まれた故人の前で賛美歌を歌い、牧師が故人にまつわる話をした後、「故人の天国での新しい生活に神の恵みが豊かにあるように」と祈りをささげます。

墓地に対する考え方も日本とは違っています。日本の墓地はただお墓があるだけですが、多くのキリスト教国では、お墓を中心として、教会・博物館・記念館・スポーツ施設・各種娯楽施設などが完備している大きな墓地があって、墓地を訪れる人びとは緑に囲まれた自然のなかでゆったりとしたときを過ごします。墓地は「メモリアル・パーク」つまり「故人を記念する公園」なのです。記念するだけですから、お墓にお供えをしたり、お墓に手を合わせたり、「おじいちゃん私たちを守ってくださいね」などとお願いをしたりすることはありません。故人の魂は天国にいってしまって、お墓にはいないからです。そういう点では祖先崇拝の伝統を強く引き継いでいる日本人の墓地に対する感覚とは違っています。もちろん、墓地内の教会ではお葬式ばかりではなく、結婚式や幼児祝福式も行われます。

「死」を「再生」と結びつけて考えることができるということはキリスト教の強みです。死に関する話題をことさらに避ける必要はないからです。しかし、日ごろ信仰生活をしていない日本人にとって「信仰をもつ」ということは一大事です。日本人ばかりでなく、イエスの生きていた時代でさえも本当の信仰をもっている人はごく少数でした。しかし、その少数の人びとのなかには病人あるいはその身内の人びとが数多く含まれていたことは注目する必要があります。彼らはもう人間の力ではどうすることもできないところまで追い詰められて、切羽詰まって、イエスに助けを求めていったのです。そして、そのとき、彼らに光明が差してきたのです。健康に恵まれていた人びとはなかなかイエスを信じることはできませんでしたが、彼らは信じることができました。したがって、宗教的観点からみれば、「健康人よりも病める人びとのほうが救いに近い位置にいる」ともいえます。病気になることは苦しく辛いことで、「死」はもっと悲しく切ないものですが、宗教的視点から考えれば、「病気は神に近づく機会」であり、「死は神の国への招き」という見方もできるのです。

◆宗教と科学

信仰というものは、部外者にはなかなか理解できない面をもっています。一九世紀の社会主義思想家マルクスは、『ヘーゲル法哲学批判序説』において、「宗教は、人間が人間らしくなっていない現実の表れであり、現実がつらく不幸であるから、人は宗教のなかに慰めを求め、天国という空想をえがいているのである。だから、宗教は悩める者のため息であり、不幸な民衆の阿片のようなものである」と述べ、キリスト教と一体化しているヘーゲル哲学を批判しています。したがって、マルクスによれば、「人間が宗教をつくるのであり、宗教が人間をつくるのではない」ということになります。無神論者からみれば宗教とはこのような性質のものです。弱い人間が作りだした幻想にすぎません（小牧治『マルクス』一三〇―一三三頁）。

しかし、マルクスのこの考え方は見方を変えれば、「この世で恵まれている人・悩みのない人、健康な人には神は見えず、不幸な人・悩んでいる人・病いに苦しんでいる人には神が見える」とも受け取ることができます。その意味では、末期患者は、最も神を受け入れやすい立場にあるといえましょう。また、たとえ、それが本当に幻想であったとしても、患者にとって救いになるものであれば、やはり宗教の力は偉大であるといえるのではないでしょうか。いずれにしろ、私たちは、見えるものや科学的に証明可能なものに物事の本質があるのではなく、見えないものや非科学的なもののなかにその本質がひそんでいる場合もあるということを考慮に入れることは必要なことです。死を前にした人間が、その冴え渡った感性で神を感じとり、「平穏な死」を迎えることができれば、これほど喜ばしいことはないでしょう。

『聖書』日本聖書協会　一九七一年
井上洋治『福音書を読む』日本放送出版協会　一九九三年
荒井献『イエス・キリストを語る　上』日本放送出版協会　一九九三年
村上伸編著『死と生を考える』ヨルダン社　一九八八年
小牧治『マルクス』清水書院　一九六八年

［著者紹介］

小松奈美子（こまつ・なみこ）

1966年　お茶の水女子大学文教育学部哲学科卒業

1989年　筑波大学大学院教育研究科修士課程修了

現　在　武蔵野大学教養教育部教授

著　書

『生命倫理の扉』（1994年　北樹出版）

『統合医療の扉』（2003年　北樹出版）

『生命倫理のキーワード』（共著　1999年　理想社）

『医療倫理Ｑ＆Ａ』（共著　2002年　太陽出版）

『看護職のための代替療法ガイドブック』（共著　2001年　医学書院）

『医療従事者のための補完・代替医療』（共著　2003年　金芳堂）

『21世紀の倫理』（共著　2004年　八千代出版）

『いのちの扉』（2010年　文芸社）ほか

論　文

「看護のための人間学」①～⑥（『Quality Nursing』1997年４月号～９月号　文光堂）

「癒しの人間学」①～⑨（『Quality Nursing』1999年４月号～12月号　文光堂）

「がん患者の癒しと代替療法」（『がん看護』2001年11-12月号　南江堂）ほか

医療倫理の扉―生と死をめぐって―［改訂版］

2005年４月１日　初版第１刷発行
2011年９月１日　初版第７刷発行
2012年10月１日　改訂版第１刷発行
2020年４月１日　改訂版第４刷発行

著　者　小松奈美子

発行者　木村慎也

・定価はカバーに表示　　　印刷／製本　日本ハイコム

発行所　株式会社　北樹出版

〒153-0061　東京都目黒区中目黒1－2－6　電話（03）3715-1525（代表）

　ISBN978-4-7793-0351-7